10 Superfoods

Powerfoods für mehr Gesundheit,
mehr Lebensenergie und
natürliches Anti-Aging

von

Michael Iatroudakis

Bibliografische Informationen der Deutschen Nationalbibliothek: Die Deutsche Nationalbibliothek verzeichnet diese
Publikation in der Deutschen Nationalbibliografie; de-
taillierte bibliografische Daten sind im Internet über
dnb.d-nb.de abrufbar.

ISBN-13: 978-1499387605
ISBN-10: 1499387601

Hinweis:

Diese Publikation wurde nach bestem Wissen recherchiert und erstellt. Verlag und Autor können jedoch keinerlei Haftung für Ideen, Konzepte, Empfehlungen und Sachverhalte übernehmen.

Die publizierten Tipps und Ratschläge sind als Hilfen zu verstehen, um jeweils zu eigenen Lösungen zu kommen. Bei offenen Fragen kontaktieren Sie bitte Ihren Hausarzt.

Das Buch ersetzt nicht eine medizinische Behandlung / Therapie oder eine krankheitsbedingte Ernährungstherapie / Beratung. Der Autor und der Verleger können keine absolute Garantie für Ihr persönliches Ergebnis übernehmen. Sie handeln in allen Fällen eigenverantwortlich.

Als Leserin und Leser dieses Buches möchten wir Sie ausdrücklich darauf hinweisen, dass keine Erfolgsgarantien oder Ähnliches gewährleistet werden können. Auch kann keinerlei Verantwortung für jegliche Art von Folgen, die Ihnen oder anderen Lesern im Zusammenhang mit dem Inhalt dieses Buches entstehen, übernommen werden.

Der Leser ist für die aus diesem Buch resultierenden Ideen und Aktionen selbst verantwortlich.

Inhaltsverzeichnis:

Einleitung 4

Argan-Öl 6

Baobab Affenbrotbaum 18

Chia Samen 26

Goji-Beeren 37

Der Granatapfel 46

Kurkuma 55

Manuka Honig 67

Perillaöl 74

Schisandra 82

Schwarzkümmel Öl 89

Nachwort 96

Quellen 97

Bezugsquellen 102

Über den Autor 104

Ich gebe Ihnen eine Garantie **108**

Bitte um ein Feedback 109

Rechtliches **110**

Haftungsausschluss/Disclaimer 111

Einleitung

Was sind Superfoods?

Superfoods sind Lebensmittel, die über einen hohen und konzentrierten Anteil an wertvollen Nährstoffen verfügen. Jeder Kultur entspringt eine Pflanze, welche einen besonders hohen Gehalt an Inhaltsstoffen aufweist. Bei den Chinesen ist es z.B. der Matcha Tee, bei den Afrikanern der Moringa Baum usw.

Unsere heutige Nahrungsmittelproduktion hat dazu geführt, dass konventionelle angebaute Lebensmittel einen geringeren Nährwert aufweisen als zur vorindustriellen Zeit. Des Weiteren wird heute das meiste Obst , wie auch das Gemüse, unreif geerntet, dann gelagert und transportiert, wodurch sich der Nährstoffgehalt bedeutend minimiert. Hinzu kommt, dass immer mehr umwelt- und lebensweisebedingte Stressfaktoren, letztendlich unseren Bedarf an Vitalstoffen erhöhen. Hektische Lebensführung, Suchtmittel (Zigarettenkonsum usw.), Autoabgase, Chemierückstände in Textilien wie auch in Nahrungsmitteln, sind nur kleine Beispiele von täglichen Stressfaktoren, die uns körperlich zusätzlich belasten.

Statt nach künstlichen Vitamin- und Mineralstoffpräparaten zu greifen, entdecken immer mehr Menschen, dass es eher Sinn macht die Lebensweise grundlegend zu verbessern und auf naturbelassene

Nahrung zurückzugreifen. Superfoods haben eine besonders hohe und synergetisch wirkende Zusammensetzung von Nährstoffen, die ausgewogen und ganzheitlich auf den Körper wirken. Superfoods haben eine oft lange Tradition in unterschiedlichen Kulturen und sich somit über Jahrhunderte (Jahrtausende) bewährt.

In diesem Buch geht es um Superfoods anderer Kulturen, die man mit einfachen Mitteln in sein persönliches Essverhalten integrieren kann. Sie können in der Regel ohne Probleme gelagert werden und sind, dank Internet, jederzeit verfügbar.

Beachten Sie: Superfoods alleine können jedoch keine Wunder vollbringen. Eine ausgewogene Ernährung, reichlich Bewegung, ein positives Gemüt sowie ein intaktes Sozialleben sind durch nichts zu ersetzten.

Ich wünsche Ihnen eine Menge Inspiration und Gesundheit...

Ihr
Michael Iatroudakis

Argan-Öl

Argan Öl – es wird gelobt als Luxus-Genusszutat und als gesundheitliches Wundermittel. Doch wo Befürworter sind, existieren auch Skeptiker und diese zweifeln das Öl an betrachten es als reinen Marketing-Schwindel. Derjenige, der sich für das Argan Öl interessiert, der weiß zuletzt nicht was er machen soll.

Was ist Argan Öl?

Das Argan Öl wird aus der Arganfrucht oder besser gesagt aus dem Inneren ihres Kerns - der Mandel - hergestellt. Die Arganfrucht gedeiht auf dem Arganien Baum, der ausschließlich im Südwesten Marokkos wächst. Argan Öl ist nutzbar als Kosmetikum, Heilmittel und/oder Lebensmittel.

Die Geschichte des Argan Öls

Der Arganien-Baum - Arganbaum – existiert bereits seit 65 Millionen Jahren. Zu Beginn wuchs er in Nordafrika und im Mittelmeerraum sowie Marokko. Heute ist er nur noch in einem ganz besonderen Landstrich Marokkos zu finden. Dieser Landstrich ist eine wüstenähnliche Fläche, die etwa mit der Größe Sachsens vergleichbar ist. Die Region befindet sich südöstlich der beiden Städte Agadir und Essaouira am Atlantik.

Bei den Früchten des Arganbaumes handelt es sich um eine der gesündesten und wertvollsten Ölfrüchte weltweit. Bereits seit Jahrhunderten wissen die Berber um die „Kraft und Wirkung" des Öls. In Europa ist es erst seit 10 bis 15 Jahren bekannt und in Deutschland seit circa 5 bis 10 Jahren.

Bereits seit Jahrhunderten pflegen die Berberfrauen Marokkos ihre Nägel, Haare und Haut mit dem Arganöl. Der Baum, der die Samen für dieses wertvolle Öl liefert, kann fast 450 Jahre überdauern. Der Arganbaum, der als der „Baum des Lebens" bezeichnet wird auf Grund seiner extremen Widerstandsfähigkeit, ist seit 1998 von der UNESCO geschützt.

Der Arganbaum ist einzigartig und das ist der Grund, dass das Areal von ca. 820.000 Hektar, auf dem die rund 20 Millionen Arganbäume stehen, 1998 zum Biosphärenreservat von der UNESCO erklärt wurde. Das Wurzelwerk des Baumes reicht bis auf 30 Meter Tiefe in das Erdreich und somit ist er in der Lage auch den trockensten Klimaverhältnissen zu trotzen. Zugleich dient er den Schafen, Ziegen und Kamelen der Region mit seinen nährstoffreichen Früchten und Blättern als Nahrung. Der Arganbaum gehört bei den dort ansässigen Berber-Familien zur ihrer Lebens-Kultur, da sie das Öl seit jeher nutzen.

Die Gewinnung und Herstellung des Öls

Der Mensch kann die fleischig, olivenartige Frucht des Baumes nicht direkt genießen. Doch im inneren der Frucht verbirgt sich der Samen mit seinem äußerst wertvollen Öl. Die Berberfrauen sammeln die Samen nach einer alten Tradition, die sie anschließend für den Gebrauch auspressen. Auf Grund der sehr harten Fruchtschale ist das manuelle Auspressen eine harte Arbeit, sodass es letztendlich fast 20 Stunden dauert, bis das ein Liter Öl gewonnen ist. Die Berberfrauen Marokkos, die sich dieser sehr aufwändigen Arbeit verschrieben haben, tragen damit zu dem Lebensunterhalt ihrer gesamten Familie bei. Sie haben alles vorbildlich in Kooperativen organisiert und sind durch ihre lange Erfahrung sehr versiert in der handwerklichen Verarbeitung der Mandelkerne. Der hohe Preis des Argan Öls ist wegen seiner sehr aufwändigen Gewinnung und Herstellung sowie den wertvollen Inhaltsstoffen daher durchaus gerechtfertigt.

In der Zeit von Juli bis September sammeln die Frauen die Früchte vom Boden auf, da sie nicht direkt gepflückt werden können, denn der Baum verfügt über extrem große Dornen. Die Fruchtausbeute wird in der Sonne getrocknet und anschließend sehr sorgfältig eingelagert. Durch diese Behandlung halten sich die Früchte über fünf Jahre und können ganz nach Bedarf für die Weiterverarbeitung zu Argan Öl herangezogen werden.

Die Pressung erfolgt entweder manuell oder maschinell, wobei letztere mehr Ertrag bringt. Allerdings müssen durch die maschinelle Pressung qualitative Einbußen hingenommen werden und des Weiteren bedeutet diese Verarbeitungsmethode auch, dass die Berberfrauen als Rohstoff-Lieferantinnen verdrängt werden.

Die ursprüngliche Handpressung erfolgt, indem die Berberfrauen mit ihren geübten Händen die Schalen der Früchte zwischen Steinen zerpressen, um an den Kern zu gelangen. Das Fruchtfleisch dient anschließend als Tierfutter. Die Schale des Kerns wird mittels „zerquetschen" geknackt, damit das Innere dann zu Argan Öl verarbeitet werden kann. Jeder Kern enthält circa drei Mandeln, die jede ungefähr die Größe von einem Sonnenblumenkern hat. Diese werden dann umgehend zum Argan Öl verarbeitet.

Die Sorten des Argan Öls

Im wesentlichen existieren zwei Sorten Argan Öl: Das aus gerösteten Argan-Kernen und das aus den ungerösteten Kernen.

Das Öl aus den gerösteten Kernen kann sehr gut als Speiseöl genutzt werden, aufgrund dessen das dieses Öl durch seine Verarbeitung über einen leicht nussigen Geschmack verfügt. Doch auch das Öl aus den ungerösteten Kernen kommt als Speiseöl infrage, wobei dieses vom Geschmack her wesentlich milder ausfällt.

Eine weitere Art von Argan Öl ist „Bio-Argan Öl". Dazu muss allerdings gesagt werden, dass es keinen riesigen Unterschied gibt zwischen dem „Bio" und dem „nicht Bio" Argan Öl. Der einzige Unterschied liegt darin, dass das Bio Argan Öl ein zertifiziertes Bio-Siegel trägt und somit einer regelmäßigen Kontrolle unterliegt, die durch eine eingetragene Kontrollstelle durchgeführt wird. Im Grunde kann man behaupten, dass auch ein nicht zertifiziertes Öl „Bio" ist, denn es gibt kein Argan Öl, das nicht die Kriterien des biologischen Anbaus entspricht. Aber dennoch ist der Kauf von dem Öl stets eine Vertrauenssache, denn nicht alles, was im Handel angeboten ist, auch tatsächlich reines Argan Öl.

Argan Öl – natürlich und vor allem wertvoll

Das Argan Öl gehört, zu dem wertvollsten Pflanzenölen die auf der Welt angeboten werden. Das „Gold aus Marokko" wie das Argan Öl auch bezeichnet wird, zeichnet sich aus, durch seine einzigartige Kombination aus essenziellen Fettsäuren und Antioxidantien. Daher genießt dieses Öl auch einen weltweiten Ruhm.

Wegen seines sehr hohen Vitamin E Gehalts schützt das Öl den menschlichen Organismus auf der zellularen Ebene. Das ist der Grund, warum nicht nur die Naturkosmetik-Hersteller das Öl so schätzen, sondern auch die Gourmet-Köche immer wieder auf das Öl der Arganfrucht zurückgreifen.

Die Wirkung von Argan Öl auf den Organismus

Bis zu fast 80% besteht das Öl aus den ungesättigten Fettsäuren, die für die intakten Zellen in unserem Organismus eine große Rolle spielen und letztendlich dafür verantwortlich sind, dass sich die Haut und die Haare bilden. Durch diese sehr wertvollen Fette werden die menschlichen Zellen befeuchtet, ohne dabei die körpereigenen Feuchtigkeitsmechanismen zu blockieren und davon ist eines die Linolsäure. Die Linolsäure ist zweifach ungesättigt und gehört zu der Omega 6 Gruppe. Des Weiteren ist die im Argan Öl enthaltene Linolsäure dafür zuständig die Funktionen der Organe zu unterstützen sowie die Darmschleimhaut gesund zu halten. Zudem mindert sie auch Entzündungen. Den Haaren und der Haut spendet sie Elastizität und Vitalität, wobei sie auch eine zusätzliche Schutzbarriere aufbaut, sodass Haut und Haare nicht austrocknen können und sie geschützt werden vor schädlichen Umwelteinflüssen. Somit werden durch die Linolsäure Haarbruch und Faltenbildung verhindert.

Ein weiteren wirkungsvollen Effekt haben die Phystosterine. Die Substanzen wirken biochemisch und sorgen dafür das ein aktiver Hautstoffwechsel vonstattengeht und auch das die Feuchtigkeitsspeicherung innerhalb der Zellen gesichert ist.

Außerdem enthält Argan Öl auch noch Triterpenoide, die für die Haar- und Hautpflege im Körper eine tragende Rolle spielen. Sie sind für die Erhaltung der Gesundheit der Organe wie Herz, Leber und Galle zuständig und neutralisieren auch krebsfördernde Substanzen. Darüber hinaus bekämpfen sie erfolgreich Viren und sollen sogar gegen HIV positiv wirken. Selbst verletztes Gewebe wie beispielsweise Narben, können von den Triterpenoiden repariert werden. Zudem bieten sie der Haut einen natürlichen Schutz vor der Sonne und verfügen über desinfizierende Eigenschaften. Wer unter Hauterkrankungen leidet, der kann von den positiven Eigenschaften der Triterpenoide profitieren, denn sie sind in der Lage diverse Hauterkrankungen wie beispielsweise Windpocken, Akne, trockene Ekzeme, Schuppenflechte und Ausschläge zu lindern. Selbst die ungeliebten Dehnungsstreifen, die während der Schwangerschaft auftreten, sind durch regelmäßige Hautpflege mit Argan Öl bekämpfbar.

Studien zum Argan Öl

Es weisen viele Studien darauf hin, das Argan Öl eine wichtige Rolle spielt, wenn es um die Prävention von Krankheiten geht. Einige Autoren vertreten die

Meinung, dass das Öl eine positive Auswirkung auf den Fettstoff- und den Cholesterinstoffwechsel hat. Des Weiteren gibt es auch die Vermutung, das Argan Öl den Blutdruck sowie den Blutzuckerspiegel günstig beeinflusst.

Im Jahr 2013 belegten französische Wissenschaftler das Argan Öl ein wirkungsvolles Naturheilmittel ist und den Körper schützt. Die Wissenschaftler von der Universität Paul Verlaine/Metz fanden heraus, das in dem Öl eine hohe Dosis an Tokopherolen enthalten ist. Dabei handelt es sich um Stoffe, welche den Körper vor Umweltgiften schützen und das Immunsystem stärken kann. Der Leiter des Instituts zur Erforschung neuer Therapieverfahren, Dr. med. Peter Schleicher hat erläutert, dass in dem Öl ein einzigartiger Gehalt von Alpha-Spinasterol und D-7 Phystosterolen enthalten ist. Diese beiden Stoffe sollen die Eigenschaft besitzen, zahlreichen Krankheiten vorzubeugen. Laut Dr. Schleicher ist das Geheimnis des Argan Öls seine Zusammensetzung, die eine 30 bis 50% höhere antioxidantische Wirkung besitzt als normales Olivenöl. Auch die Ergebnisse der Studien, die von dem deutschen Krebszentrum durchgeführt wurden, belegen, dass Fettstoffwechselstörungen, Heuschnupfen, Allergien und rheumatische Erkrankungen durch die tägliche Nutzung von Argan Öl verhindert werden können.

Eine ältere medizinische Langzeit Studie, die von der

wissenschaftlichen Fakultät der Universität von Casablanca in Marokko durchgeführt wurde, belegte das die tägliche Einnahme von Argan Öl (unverdünnt) Cholesterin senkend wirkt und auch das Risiko an Herzerkrankungen zu leiden sinkt. An diesem Test nahmen 20 Männer und 76 Frauen teil, von denen 63 Personen regelmäßig Argan Öl konsumierten und der Rest nicht.

Wo und wie wird Argan Öl genutzt?

1.

Küche: Aufgrund seines Geschmackes ist das Öl eine gern genutzte Zutat, vor allem wenn das Argan Öl aus gerösteten Kernen zum Einsatz kommt. Besonders gut passt es beispielsweise zu Salaten, aber auch warmen Speisen verleiht es einen sehr guten Geschmack. Hier ist anzumerken, dass das Öl erst am Ende des Garprozesses den Speisen zugefügt werden sollte. Selbstverständlich ist es auch möglich mit ihm zu braten, doch dann gehen die wertvollen Zusatzstoffe, die das Öl enthält, verloren.

TIPP / Aufbewahrung:

Arganöl sollte man kühl jedoch nicht kalt aufbewahren, da die enthaltenen Fettsäuren besonders hitze-, wie auch lichtempfindlich reagieren. Aus diesem Grund, wäre der Kühlschrank nicht der optimale

Lagerplatz. Ist die Temperatur zu niedrig, kann Arganöl schnell flocken, es wird allerdings bei wärmeren Temperaturen umgehend wieder flüssig. Die Lagertemperatur sollte bei 10 bis zu max. 15 Grad Celsius liegen.

1. Anwendungstipp:

Zur effektiven Vorbeugung gegen diverse Erkrankungen kann einmal pro Tag 1 Teelöffel Arganöl mit einem Teelöffel Bio-Honig eingenommen werden.

2.

Kosmetik: Hier ist das reine Öl nutzbar. Dazu muss es einfach direkt auf die Haut aufgetragen werden. In der Regel wird das native Arganöl für kosmetische Zwecke genutzt, denn es ist im Gegensatz zu dem aus den gerösteten Kernen, geruchlos, allerdings ist das eine Kostenfrage. Neben dem „puren" Öl werden auf dem Kosmetik Markt eine Vielzahl von Produkten angeboten, die das Arganöl als Bestandteil enthalten, wie Cremes, Shampoos oder Lotionen. Dabei ist stets wichtig, dass die Liste der Inhaltsstoffe überprüft wird, denn durch die Position, an der das Öl angegeben ist, kann erkannt werden, wie viel Arganöl das Produkt tatsächlich enthält. Merke: je weiter vorne, desto mehr – je weiter hinten, desto geringer.

2. Anwendungstipp:

Arganöl und Haare

Um stumpfem Haar wieder einen natürlichen und gesunden Glanz zu verleihen werden nur einige Tropfen Arganöl benötigt, welche im trockenen Haar gleichmäßig verteilt werden. Die Haare werden geschmeidiger und lassen sich später wesentlich einfacher durchkämmen.

Für eine Haarkur wird je nach Haarlänge Arganöl im vorab gewaschenen Haar sowie der Kopfhaut gleichmäßig einmassiert. Nach dem Einmassieren sollte man ca. 25-30 Minuten warten (Einwirkzeit), wobei ein großes Handtuch das Haar abdecken sollte. Das Haar wird anschließend ohne Shampoo mit warmen Wassers ausgespült. Anschließend die Haare lufttrocknen.

3.

Heilmittel: Wie bereits erwähnt ist Argan Öl erfolgreich einzusetzen bei den verschiedensten Erkrankungen, wie beispielsweise Hauterkrankungen, Haut- und Haarproblemen, Fettstoffwechselstörungen, Gelenkerkrankungen bis hin zu den Herz-Kreislauf-Erkrankungen und vielem mehr. Bevor wir uns hier allerdings auf ein recht (rechtliches) Eis begeben, möchten wir auf Dr. Schleicher verweisen und sein Buch „Arganöl – die heilende Wirkung des marokkanischen Goldes...“ Dort erklärt er ausführlich und sehr gut verständlich die Wirkungsweise von Argan Öl als Heilmittel.

3. Anwendungstipp:

Arganöl und die Haut

Nach einer gründlichen Reinigung der Gesichtshaut, werden einige Tropfen Arganöl auf der Haut gleichmäßig (ohne Druck und kreisförmig) verstrichen. Dieser Vorgang ist einmal pro Tag komplett ausreichend. Spricht Ihre Gesichtshaut positiv auf eine Behandlung mit dem Arganöl an, kann die Prozedur zweimal pro Tag vorgenommen werden. Optimal findet eine Gesichtsbehandlung am Abend statt, da das Arganöl die Feuchtigkeitscreme ohne weiteres ersetzen kann.

Baobab Affenbrotbaum: Großer Baum und große Wirkung

Allgemeine Informationen rund um den Baobab Affenbrotbaum

Der Affenbrotbaum, der in der westlichen Welt als "Apothekerbaum" bezeichnet wird, präsentiert sich als ein wichtiger und unerlässlicher Lieferant von Roh-, Wirk- und Nährstoffen für die Region. Bekannt ist er auch unter anderem als Baobab und er ist einer der wohl markantesten afrikanischen Bäume. Ursprünglich ist er in den tropischen Gebieten heimisch (Afrika und Madagaskar), aber auch auf den Komoren. Ein Affenbrotbaum kann bis zu 4.000 Jahre alt werden und die Flughunde bestäuben seine großen weißen Blüten, woraus sich anschließend die gurkenförmigen teils ovalen und sehr kernreichen Früchte bilden. Sie können bis zu 50 cm lang werden und sind unter dem Namen Affenbrotfrucht bekannt. Diese Früchte verfügen über einen säuerlich, süßen und kürbisartigen Geschmack.

Die jungen Affenbrotbaum-Blätter werden als Gemüse gekocht und das getrocknete, pulverisierte Fruchtmark der Frucht bietet die Grundzutat für Fladen und Brote. Des Weiteren schätzen die Afrikaner auch das Holz des Baumes für die Kanu-Herstellung.

Der Affenbrotbaum und seine Historie

Über eine Geschichte im eigentlichen Sinne verfügt der Baobab nicht wirklich, doch wegen seines Aussehens ranken sich zahlreiche Legenden um ihn. Die am weit verbreitetsten Vorstellungen um die Entstehung des Affenbrotbaumes ist, dass der Teufel den Baum ausgerissen hat und ihn dann anschließend mit seinen Zweigen zuerst in den Boden stieß, sodass seine Wurzeln in die Luft ragen. Eine andere Erzählung geht davon aus, der der Baobab schöner wachsen wollte, als alle anderen Bäume, doch als ihm das nicht gelang, hat er seinen Kopf in die Erde gesteckt, sodass sein Wurzelwerk in den Himmel ragt.

Doch auch die Schöpfungsmythologie verfügt über eine Erklärung. Hier ist es am Anbeginn der Zeit geschehen, als die Hyäne im Wasser das erste Mal ihr Spiegelbild erblickte. Dort erkannte sie, wie hässlich sie ist, und war darüber so zornig, dass sie einen Affenbrotbaum ausriss und diesen gen Himmel schleuderte mit dem Ziel, ihren Schöpfer zu treffen, der sie mit dieser Hässlichkeit versehen hatte. Allerdings verfehlte der Baum sein Ziel und er fiel zurück auf die Erde. Dort blieb er umgekehrt im Boden stecken. Seitdem wächst er mit seinen Wurzeln nach oben. Neben all diesen Sagen und Mythen spielt der Baobab auch in weiteren Legenden und Sagen Afrikas eine Rolle beispielsweise als Sitz von Göttern und Geistern.

Die moderne westafrikanische Literatur sieht den Affenbrotbaum als ein Symbol des traditionellen Afrikas sowie der unberührten und ewigen Natur.

Der Affenbrotbaum: Eine uralte afrikanische Heilkraft

In den Savannen Afrikas wächst ein wahrhaft prächtiges Naturjuwel: der Affenbrotbaum oder Baobab. Bereits seit Jahrtausenden nutzen die Einheimischen ihn als Nahrungsquelle und als Heilmittel.

Das empirische Heilwissen, das sich über diese lange Zeit angesammelt hat, konnte bereits durch wissenschaftliche Forschungen „nachempfunden" werden (dazu später). Allerdings stellt sich die Frage, warum ein Naturheilmittel wie der Affenbrotbaum eine solche Aufmerksamkeit erregt.

Für ein gesundes Leben – der Baobab

Bei dem Affenbrotbaum handelt es sich um eine skurrile „Baumapotheke", weshalb er im Deutsches auch gern als Apothekerbaum bezeichnet wird. Die Afrikaner verehren diesen Baum nicht nur, da er der Sitz von Göttern und Geistern ist, sondern auch wegen seiner Heilkräfte. Alles, was der Baum gibt, wird von den Einheimischen verarbeitet und genutzt. So flechten sie aus seinen Fasern Seile und Körbe, aus Teilen der Wurzeln gewinnen sie Klebstoff und aus der Asche des Holzes wird Seife hergestellt. Schmackhafter Kaffee wird aus den gerösteten Samen gewonnen und der fleischige Teil wird genutzt, um Bier herzustellen oder Öl. Allerdings ist sein volksmedizinischer Nutzen nicht zu verachten.

Die Früchte, die auf dem Baobab-Baum heranwachsen, können bis zu 50 cm lang werden und sie sind sehr ungewöhnlich, doch der Baum entzieht ihnen während ihres Wachstums bis zu 10% Wasser. Selbst die instabilen Verbindungen wie Vitamin E oder C bleiben dabei enthalten. Die Feuchtigkeit, die er den Früchten entzieht, lagert er in seinem Stamm ein. Das Einzige, was übrig bleibt, ist das Fruchtpulver, das von der holzigen Schale geschützt ist und über eine unglaubliche Wirkstoffdichte verfügt. Es ist nicht erforderlich die Früchte „nachzutrocknen" und das Beste daran ist, es bleiben alle wichtigen Wirkstoffe enthalten und genau das zeichnet diese Frucht als so genannte Superfrucht aus.

Durch die natürliche Ultrafiltration sind die Wirkstoffe der Frucht konzentriert und bleiben stabil wegen des sauren Milieus. In dem synergetischen Verbund konzentrieren sich sehr beachtliche Mengen an Vitaminen und Inhaltsstoffen wie: Vitamin C, B1, 2, 6, 12, D3, K und E. Doch auch Eisen, Kalium, Calcium und Phosphor sind in dem Fruchtmark enthalten und selbst Aminosäuren und probiotische Kulturen finden sich darin. Allerdings ist das noch nicht alles, denn

50% des Pulps (Fruchtmark?) besteht aus Ballaststoffen.

Das innere der Frucht

Die reife Frucht verfügt über eine harte Schale, und wenn sie geöffnet wird, dann fällt sofort der weiße und pulverige Pulpe auf. Dieser haftet an dem Samen, sodass es aussieht wie eine Art Knolle. Diese kann als spröde und strohartig beschrieben werden, welche mit hellroten Fasern verbunden ist. Genau diese rote Faser ist besonders spannend, denn sie ist ein Radikalempfänger aller erster Güte. Das jedoch nicht nur, weil sie eine beachtliche Menge an Vitamin C beinhaltet – wir sprechen hier von drei Gramm pro kg – sondern auch wegen der natürlichen Durchmischung von Pulp und roter Faser. Erwähnenswert ist, dass hier von einer antioxidantischen Kraft von 800 ORAC-Einheiten die Rede ist.

Das Fruchtpulver des Affenbrotbaums enthält 22% lösliche und 22% unlösliche Ballaststoffe, die zur Gesundheit und zum Wohlbefinden des Menschen beitragen. Hier sollte erwähnt werden, dass die meisten der Zivilisationskrankheiten auf einen Mangel an Ballaststoffen zurückzuführen sind. Besonders wegen seiner Ballaststoffe ist der Baobab sehr empfehlenswert für die Gesundheit des Darms, denn er steht der Darmfunktion unterstützend zur Seite, sodass eine gesunde und regelmäßige Verdauung gegeben ist.

Selbst die Blutfettwerte profitieren von den Ballaststoffen in der Ernährung.

Der Nutzen der Ballaststoffe in der Ernährung

Die Ballaststoffe des Fruchtmarks sind präbiotisch,
was bedeutet das Sie die „guten" Darmbakterien mit
Nahrung versorgen und die Schadstoffe binden,
womit der Darm beruhigt und reguliert wird. Doch
was sind Ballaststoffe ganz genau? Weitgehend können diese als unverdauliche Nahrungsbestandteile
bezeichnet werden, also als das Kohlenhydrat in dem
pflanzlichen Lebensmittel. Diese Kohlenhydrate
werden auch als „Füllkost" bezeichnet und sie wird
ganz grob in wasserlöslich und wasserunlöslich
aufgeteilt. Diese sind in der Lage das Hundertfache
ihre eigenen Gewichtes an Wasser zu binden und
daher sollte bei einer separaten Aufnahme von Ballaststoffen auch stets ausreichend Flüssigkeit getrunk-
en werden.

Doch der Baobab ist ein wahres Füllhorn für unserer
Wohlergehen, denn mit seinen vielen Nährstoffen ist
er hilfreich gegen häufig auftretende Gesund-
heitsstörungen. Das kann den Darm, die Leber, das
Immunsystem, die Nerven, die Blutfettwerte sowie
die Knochen betreffen. Dieser Apotheken-Baum ist
ein wahrer Zauberbaum, denn er verfügt über die
stärksten Antioxidantien, die es in der Natur gibt und
somit gibt es kaum eine Krankheit, die ihm

widerstehen kann bzw. seiner großen Heilkraft.

Der Baobab-Baum (Affenbrotbaum) und die wissenschaftlichen Studien

1.

Wissenschaftliche Studien ergaben, dass der Baobab das Wachstum von „guten" Darmbakterien fördert.

Das ergab eine Studie an der Universität von Ferrara. Nahezu alle Teilnehmer, die an der Studie teilnahmen und an Verstopfung litten, waren innerhalb von 14 Tagen vollkommen beschwerdefrei. Damit ist nachgewiesen, dass Baobab das Wachstum der verschiedensten Bifidobakterien und Lactobazillen fördert. Nach einer 14-taegigen Einnahme von Baobab waren 64% der Teilnehmer, die ein Reizdarmsyndrom zeigten, beschwerdefrei.

2.

Er lindert Durchfall

Eine Studie, die mit afrikanischen Kleinkindern durchgeführt wurde, hat gezeigt, dass Baobab auch bei Durchfall eine ähnliche Wirkung erzielt.

3.

Bei einem grippalen Infekt eine Immunkur mit Baobab

Eine andere Untersuchung brachte das Ergebnis, das eine Tagesdosierung von Baobab die gleiche Wirkung von 500mg Paracetamol hat und somit ebenso entzündungs- und schmerzlindernd ist. Mithilfe einer Tierstudie wies man diese Wirkung von Baobab nach. Zudem konnte bewiesen werden, dass Baobab auch fiebersenkend wirkt.

Anwendungstipp:

Baobab-Pulver (1/2 Teelöffel) eignet sich hervorragend als Ergänzung zu Smoothies oder auch für einen selbstgemachten Obstteller.

Chia Samen

Chia-Samen: Die Exoten unter den Superfoods

In Deutschland kennen nur die wenigsten die Chia Samen und ihre Vorzüge, so gelten sie im Allgemeinen noch als ein Exot. Allerdings sind diese kleinen Samen bereits seit Jahrtausenden in Südamerika bekannt. Bereits die Azteken wussten um ihre Vorteile und nutzen sie als Grundnahrungsmittel und Heilsamen.

Allgemeine Informationen

Ein hohes Gehalt an Antioxidantien, fünfmal so viel Kalzium wie Milch und wichtige Omega-3-Fettsaeuren, damit punkten die Chia Samen. Bei diesen kleinen Samen handelt es sich um die reinsten Kraftpakete und das macht sie zu einem Superfood. fügt man ihnen Wasser hinzu, dann werden sie, aufgrund ihrer äußeren Polysaccharid-Schicht, zu einem Gel ähnlich wie Leinsamen. Die Samen vergrößern ihr Volumen bei diesem Prozess auf das neun- bis zehnfache. Doch nicht nur allein deswegen sind die Chia-Samen ein perfekter Sattmacher. Die Samen enthalten viele Ballaststoffe. (15-g-Chia-Samen = 5.6 g Ballaststoffe = 22% des empfohlenen Tagesbedarfs)

Des Weiteren beinhalten die kleinen Körner auch noch die wertvollen Omega-3-Fettsäuren sowie hochwertige Proteine in großen Mengen, wie beispielsweise die essenziellen Aminosäuren, welche nicht vom Körper selbst produziert werden können. All das machte den Chia-Samen bereits zu einem Superfood in den USA. Allerdings sind viele der gesundheitlichen Vorteile, welche von den Herstellern angepriesen werden, noch nicht wissenschaftlich bewiesen. So sollen die Chia-Samen beispielsweise hilfreich sein bei ADHS und Gewichtsreduktion. Doch dazu später mehr.

Der Nährstoffgehalt der Chia-Samen

Die kleinen Körner werden als Superfood bezeichnet, doch warum? Das liegt vor allem daran, dass sie über eine Zusammensetzung an Nährstoffen verfügen, wie kein anderes Lebensmittel in vergleichbarer Menge.

Die Chia-Samen enthalten doppelt soviel Proteine, wie kein anderer Samen oder andere Getreidesorten. Zudem liefern sie ein sehr gutes Verhältnis von Omega-3-Fettsäuren zu den Omega-6-Fettsäueren. Selbst ihr Calcium-Gehalt ist wesentlich höher als der von Milch (das Fünffache) und guter Letzt enthalten die Samen auch das Spurenelement Bor, das den Körper bei der Calcium-Aufnahme unterstützt.

Weiter geht es mit dem Kalium Anteil, der in den

Chia-Samen doppelt so hoch liegt wie bei Bananen und auch den Spinat können die Samen übertrumpfen durch den hohen Anteil an Eisen. Selbst die Heidelbeeren mit ihrem hohen Gehalt an Antioxidantien werden von den Samen entthront, denn sie enthalten die dreifache Menge.

Des Weiteren sind die Chia-Samen wesentlich länger haltbar, als Leinsamen und können so wesentlich besser und länger eingelagert werden. Sie können ganz ohne Probleme vier bis fünf Jahre aufbewahrt werden, ohne dass sie ihren Nährstoffgehalt verlieren, selbst ihren Geschmack sowie ihren Geruch büßen sie nicht ein.

Omega-3- und 6 Fettsäuren:

Bei diesen Fettsäuren handelt es sich um das Ausgangsmaterial für bestimmte Stoffe, welche benötigt werden um den Blutdruck, die Blutgerinnung sowie die Blutfettwerte zu steuern. Damit die beiden Fettsäuren sich im Körper frei entfalten können und nicht gegeneinander arbeiten, ist es wichtig, diese im Gleichgewicht zu halten.

Die Chia-Samen halten dieses Gleichgewicht optimal wie kein zweites Lebensmittel.

Die Vitamine:

Das Vitamin B 1 spielt im Stoffwechsel der Kohlenhydrate und Aminosäuren eine entscheidende Rolle
und insbesondere bei Sportlern. Denn deren Körper
setzt von beiden einiges um und daher ist der Bedarf
an diesem Vitamin besonders hoch und genau dieser
kann mit den Samen ausgeglichen werden. Vitamin
B3 (Niacin) ist an der Zellteilung beteiligt und ebenso
am Auf- und Abbau der Aminosäuren, Kohlenhydrate und Fettsäuren. Letztendlich Vitamin E, das für
den Stoffwechsel von hoher Bedeutung ist. Denn es
schützt die mehrfach ungesättigten Fettsäuren vor der
Zerstörung beispielsweise durch Oxidation.

Calcium:

wichtig für den Aufbau der Knochen und Zähne
sowie für die Übertragung von Nervenimpulsen und
für die Muskelkontraktion. Außerdem ist es auch
verantwortlich für die Blutgerinnung.

Magnesium:

Dabei handelt es sich um ein lebenswichtiges Mineral,
das vor allem für die Muskelfunktionen wichtig ist.
Zusätzlich ist es an der Zuckergewinnung, an der Zel-
latmung sowie am Kalziumstoffwechsel beteiligt.

Zink:

Es aktiviert zahlreiche Enzyme und Hormone und deshalb darf Zink in einer ausgewogenen Ernährung nicht fehlen.

Eisen:

der Baustein des Blutfarbstoffes. Eisen spielt eine große Rolle und ist außerdem auch für die Blutbildung sowie für den Sauerstofftransport zuständig. Besonders für Frauen ist Eisen besonders wichtig in der Ernährung.

Denn ein Eisenmangel kann Erschöpfung oder Anämie zur Folge haben.

Kupfer:

Es ist ein Bestandteil von Enzymen, der unter anderem am Eisenstoffwechsel mit beteiligt ist, auch hier kann ein Mangel daran Blutarmut zur Folge haben.

Biotin B8:

Dabei handelt es sich um ein weiteres Vitamin, das am Protein-, Kohlenhydrat- und Fettstoffwechsel beteiligt ist. Ein Mangel kann beispielsweise Übelkeit und Depressionen zur Folge haben.

Kalium:

In Verbindung mit Natrium reguliert es den Wasserhaushalt.

Die Geschichte der Chia Samen und ihre traditionelle Anwendung

Die Chia Samen sind bereits seit über 5000 Jahren bekannt und bereits zur Zeit der Mayas, Azteken und Inkas als Superfood verwendet. Diese kleinen Körner stammen von der Salbei-Art Salvia hispanica ab, welche ursprünglich in Guatemala und Mexiko vorzufinden ist.

Die Azteken und Mayas nutzten die Samen als Grundnahrungsmittel und sie dienten den aztekischen Kriegern als Notration bzw. eigentliche Überlebensration. Bereits zwei Esslöffel Samen in etwas Wasser eingeweicht kann einen Menschen für 24 Stunden stärken.

In der Sprache der Mayas bedeutet Chia „Kraft" und diese Kraftnahrung diente den Nachrichtenläufer als „Läufer-Nahrung", denn sie konnten mit den Samen den ganzen Tag über laufen. Auch als Medizin verwendeten die Mayas die Chia-Samen. Aufgrund ihrer unglaublichen Eigenschaften auf die Gesundheit sollen sie teurer als Gold im Handel gewesen sein.

Legendär sind die Energie spendenden Eigenschaften der Samen, denn in den Verbreitungsgebieten der Pflanze ernährten sich die Läufer, Athleten und Krieger Jahrhunderte davon, um Ausdauer, Kraft und Energie zu erhalten.

Auch heute verwenden Sportler weltweit die Chia-Samen.

Wissenschaftliche Studien

In der EU sind die Chia-Samen seit dem 13. Oktober 2009 als neuartiges Lebensmittel zugelassen und das bedeutet, dass die gemahlenen Chia Samen verwendet werden dürfen in Broterzeugnissen. Wobei der Gehalt der Samen von 5% nicht überschritten werden darf. Das erklärte Werner Windhager von der österreichischen Agentur für Gesundheit und Ernährungssicherheit. Chia Samen wurden zuvor bereits in Europa verkauft, dann allerdings nur als Tierfutter.

Daher existieren auch nicht sehr viele Studien über die Pflanze. Die Botanik- und Lebensmitteltechnologieabteilung der Boku Wien sowie der veterinärmedizinischen Universität erklären, dass die Samen kaum untersucht sind und das lediglich zwei Studien in ihren Datenbanken existieren.

Dass die Datenlage zu den Chia Samen recht dünn ist,

erklärte auch Dieter Genser von der österreichischen Gesellschaft für Ernährung. Zudem teilte er mit, dass es sich auch nicht sagen lässt, das die Samen bei der Gewichtsreduktion einen Effekt haben.

Das optimale Lebensmittel

Auch wenn nicht viele Studien vorliegen oder so gut wie keine momentan veröffentlicht sind, so ist doch zu sagen, dass es sich bei diesen kleinen Körnern um ein optimales Lebensmittel handelt. Denn ganzheitliche Ernährungsberater schwärmen von den Samen, die wahre Nährstoffbomben sind und eine lang anhaltende Energie liefern. Zudem helfen sie dem Körper dabei, die anderen Lebensmittel besser zu verdauen.

Auch wirken sie sich positiv auf den Blutzuckerspiegel aus, da sie eine Barriere schaffen zwischen den Kohlenhydraten und den Verdauungsenzymen, die mit der Nahrung aufgenommen wurden und so die Umwandlung der Kohlenhydrate in Zucker verlangsamen. Durch die langsamere Energiefreisetzung ist eine längere Ausdauer gegeben und diesen Effekt machen sich Sportler zu Nutze. Aber auch Diabetiker konnten von diesem Effekt profitieren.

Des Weiteren können die Chia-Samen den Wasserhaushalt im Körper – insbesondere bei Anstrengung – aufrechterhalten, ohne schwer im Magen zu liegen, wenn sie vor dem Verzehr in Wasser eingeweicht wurden. Die Samen vergrößern innerhalb von 10 Minuten ihr Volumen auf das neun- bis zwölffache und fegen wie ein kleiner Besen durch den Magen-Darm-Trakt, wobei die löslichen Ballaststoffe die Ausleitung von Ablagerungen unterstützen und den Stuhlgang regulieren.

Einer der wohl mit größten Vorteilen der Chia Samen ist, dass sie glutenfrei sind. Das heißt auch Menschen mit einer Glutenunverträglichkeit oder diejenigen die dem Klebereiweiß kritisch gegenüberstehen, verfügen mit diesen Samen über eine sehr hochwertige Alternative.

Die Anwendungsmöglichkeiten:

Anti-Aging mit dem Superfood

Als bester Antioxidantien-Lieferant kannte man bisher die roten Beeren wie beispielsweise die Heidelbeere oder die Goji-Beere. Doch hier sind auch die Chia-Samen wirksam, denn sie verfügen über wesentlich bessere antioxidantische Eigenschaften als beispielsweise die Heidelbeeren. Daher tragen sie aktive zum Zellschutz vor den äußeren Einflüssen bei. Somit kann man behaupten, dass die kleinen Wunderkörner auch als Jungbrunnen für die innere und äußere Schönheit dienlich sind.

Sie stärken das Immunsystem

Die einzigen essenziellen Fettsäuren, die vom Körper nicht selbst gebildet werden können, sind Omega-3 und Omega-6. Normalerweise nehmen wir diese in Form von Fisch zu uns, doch die Chia Samen verfügen über den höchsten Wert an Omega-3 und übersteigen damit sogar den Wert von Lachs. Durch den sehr ausgewogenen Verhältnis der beiden Fettsäuren in dem Samen, wird dem Körper geholfen, den Blutdruck zu senken, dass Immunsystem zu stärken, und bilden damit einen Schutz gegen Herzkrankheiten.

Des Weiteren können sie auch der Diabetes vorbeugen und bei Gewebereparaturen behilflich sein. Das ist besonders von Vorteil, wenn ein Muskelkater nach dem Sport droht.

Ein natürlicher Appetitzügler

Abnehmen mit dem Chia Samen ist möglich, denn sie verfügen über eine sättigende Eigenschaft. Werden die Samen in Wasser eingeweicht, dann wandeln sie sich in eine gelartige Masse um. Diese spült nicht nur die unerwünschten Bakterien aus dem Darm, sondern ruft im Magen ein lang anhaltendes Sättigungsgefühl hervor und helfen so bei der Gewichtsreduktion.

Zusätzlich verlangsamen sie auch die Umwandlung

der Kohlenhydrate in Zucker, wodurch wir über einen längeren Zeitraum über Energie verfügen.

Goji-Beeren

Allgemeine Informationen rund um die Goji-Beere

Die Goji-Beere ist eine Frucht des Gemeinen Bocksdorns, wobei es sich um ein Nachtschattengewächs handelt, das aus der Gattung der Bocksdorne stammt und auch als Chinesische Wolfsbeere bekannt ist. Bei dem Gemeinen Bocksdorn handelt es sich um einen sommergrünen Strauch, der eine Höhe von bis zu vier Metern erreichen kann. Er kommt von Südost Europa bis China in der freien Natur vor, wobei die Goji-Beeren in China für die chinesische Traditionelle Medizin verwendet werden.

Die reife Beere ähnelt einer Weintraube, und wenn sie getrocknet ist, erinnert sie eher an eine Rosine. Die Beere kann sehr gut in Müsli, Salaten, Yoghurts oder Smoothies im getrockneten Zustand verzehrt werden. Sie wertet das Essen durch ihre Wirkung sowie durch ihren sehr fruchtigen Geschmack bedeutend auf.

Das die Beere als Wunderbeere, und somit als Superfood verehrt wird, das ist nicht nur auf die wissenschaftlichen Erkenntnissen zurückzuführen, sondern auch ihre wertvollen Inhaltsstoffe. Viele Menschen, die über Wochen die Goji Beere regelmäßig verzehrten, waren nicht nur von ihrem Geschmack überzeugt, sondern auch von ihrer Wirkung. Denn was ansonsten Vitamintabletten, Orangensäfte & Co. nicht schaffen konnten, hat die Beere problemlos gemeistert mit ihren vielen Vitaminen und Vitalstoffen.

Der Nährstoffgehalt der Beere

Goji-Beeren enthalten die Vitamine A, B1 und 2 sowie Vitamin C. Des Weiteren verfügen sie auch über hohen Konzentrationen an Eisen, Kupfer, Nickel, Chrom, Kalzium und Magnesium. Was den Anteil an Antioxidantien angeht, so ist die Beere hier unschlagbar, da der Wert höher als 4000% liegt als bei den Orangen. Damit sind diese Beeren ein ideales Nahrungsmittel, wenn es um den Schutz vor freien Radikalen in unserem Organismus geht.

Das bieten die Goji-Beeren:

- Mehr Proteine als Vollkornweizen
- Mehr Vitamine als beispielsweise Orangen
- Das Cholesterinspiegel senkende beta-Sitosterol
- Essenzielle Fettsäuren
- Cyperone, sie wirken positiv auf das Herz und die Blutgefäße
- Sesquiterpenoide, sie wirken antibakteriell
- Betaine steigern das Erinnerungsvermögen und das Muskelwachstum.

Dadurch das die Goji Beeren über einen extrem niedrigen Zuckeranteil verfügen jedoch über einen sehr hohen Vital- und Nährstoffgehalt, sollten sie so oft wie möglich konsumiert werden. Damit eine positive Wirkung auf die Gesundheit erzielt wird, empfiehlt es sich, täglich zwischen 30 und 40 Gramm zu konsumieren. Wer intensiv Sport treibt, sollte die Menge auf 50 – 80 Gramm erhöhen. Wer es weniger genau mit der Empfehlung nimmt, der sollte eine Hand voll der Goji Beeren täglich verzehren.

Genaue Inhaltsstoff-Angabe Goji-Beeren:

Zudem noch 19 Aminosäuren, einschließlich der essenziellen Aminosäuren, Vitamin C und die B-Vitamine: B1, B2 und B3.

- Mineralien: Kalzium, Magnesium, Kalium und Phosphor

- Spurenelemente: Eisen, Kupfer, Zink, Mangan, Chrom, Selen, Aluminium, Arsen, Barium, Beryl, Blei, Bor, Cadmium, Germanium, Kobalt, Lan than, Lithium, Molybden, Nickel, Niobium, Quecksilber, Silber, Strontium, Titanium, Vanadium, Yttrium, Zinn, Zirkonium und einige weitere.

- Carotinoide: einschließlich Alpha-Carotin, Beta-

Carotin, Lutein und Zeaxanthin

* Polyphenole: Ellagsäure und weitere
* Sowie zusätzliche bioaktive Substanzen

Die Herkunft / Geschichte der Goji Beere

Unklar ist, wo die eigentliche Heimat des Bocksdorns ist. Der natürliche Standort der Gewächses weitet sich aus von Südost Europa bis China. Die typischstes Region für die Goji-Beere, die auch als Wolfsbeere bezeichnet wird, ist Ningxia in China. Von dort breitete sich das Gewächs als Kulturpflanze in andere Regionen. Heute findet man den Bocksdorn in ganz Asien sowie in Nordamerika, Nordafrika, Australien, Neuseeland und Europa.

In Ningxia wird heute die Pflanze noch sehr hoch geschätzt und sogar vergöttert. Aufgrund dieser großen Wertschätzung ist dem Bocksdorn auch ein Feiertag gewidmet. Aus dieser Region stammen auch die hochwertigsten Goji Beeren. Das liegt eventuell an dem Boden dort oder an den klimatischen Bedingungen, die dort herrschen, die im nördlichen Zentralchina herrschen.

Wissenschaftlich Studien

Die allgemeine Wirkung des Konsums von Goji-Beeren wurde durch eine amerikanische Studie erforscht und bereits nach einer 14-taegigen Einnahme des Saftes der Goji Beere wurden Veränderungen festgestellt. So besaßen die Probanden mehr Energie, eine bessere physische und psychische Leistung, konnten besser schlafen und verfügten über eine bessere Konzentration. Zudem kam es auch zu einem höheren Wohlbefinden und einem geringeren Stress-Gefühl. Selbst eine gesteigerte Freude und Zufriedenheit wurde wahrgenommen. Letztendlich waren auch weniger Müdigkeit und eine verbesserte Verdauung die Folge der Einnahme. (Amagase und Nance 2008)

Eine weitere Studie hat die bereits genannten Veränderung bestätigt. Fazit dieser Studie war, das deutlich mehr Energie vorhanden dabei sich die Müdigkeit verringert hat. Auch die physische Kapazität war die Folge, der Einnahme der Beeren bzw. deren Safts. (Luo et al 2000) Neben diesen Erkenntnissen wurden dann auch noch Gewichtsreduktion sowie eine verbesserte Aufnahme von Eisen und Zink festgestellt. (Zhang et al 2002)

Diese Studien sind eine kleine Zusammenfassung der bereits durchgeführten Studien und basieren auf einer PDF-Datei der Phailana GmbH/Schweiz.

Einsatzgebiete und Verwendungsmöglichkeiten der Goji Beeren

Die Beeren können ebenso als Nahrungsmittel genutzt werden, wobei die Beeren entweder gekocht oder getrocknet je nach Sorte verarbeitet werden. Es existieren auch Sorten, die roh verzehrt werden können. Allerdings ist die Goji-Beere vor allem als Heilmittel interessant. Die chinesische Medizin nutzt sie beispielsweise im getrockneten Zustand gegen erhöhten Blutzucker und Bluthochdruck. Selbst bei Problemen mit den Augen und zur allgemeinen Unterstützung des Immunsystems werden dort die Goji-Beeren eingesetzt. Selbst um Krebs vorzubeugen und zu behandeln kommen die Beeren in der traditionellen chinesischen Medizin zum Einsatz.

Da die Goji Beere über einen ungeheure Vielfalt an Vitaminen, Nährstoffen und Spurenelementen verfügt, ist sie seit Jahrtausenden bereits ein fester Bestandteil der traditionellen chinesischen Medizin.

Goji Beeren als Stress-Management

Dadurch das die Goji Beeren eine reichhaltige Quelle für ganz bestimmte sekundäre Pflanzenstoffe darstellen, fördern sie die Ausschüttung der menschlichen Wachstumshormone in der Hypophyse. Zudem enthalten die Beeren die Aminosäuren L-Arginin und L-Glutamin sowie Kalium. Durch diese drei Mikronährstoffe wird die gesunde Produktion der Wachstumshormone unterstützt. Wer nun denkt, dass diese Wachstumshormone nur in der Kindheit und Pubertät nützlich sind, der irrt, denn sie haben viel mehr Aufgaben zu bewältigen. Denn zum einen unterstützen sie die Erhöhung der Muskelmasse, worüber sich die Sportler freuen und zum anderen, führen sie dazu, dass wir resistenter gegen Stress werden. Daher handelt es sich bei der Goji Beere auch um einen so genannten Adaptogen, die den Körper die Fähigkeit verleihen, sich dem Stress erfolgreich anzupassen.

Die Goji Beere zur Entgiftung

Durch die enthaltenen Polysaccharide unterstützt die Beere erfolgreich den Körper bei der Entgiftung, denn sie beschleunigen die Ausleitung der Stoffwechselrückstände.

Die Goji Beeren gegen chronische Erkrankungen

In Asien werden die Goji Beeren aufgrund ihrer anti entzündlichen Wirkung bei Therapien gegen Krankheiten eingesetzt, die auf chronische Entzündungsprozesse zurückzuführen sind. Dazu gehören beispielsweise Asthma, chronische Schmerzzustände, Allergien und sogar Krebs. Aufgrund dessen, dass auch Autoimmunkrankheiten teilweise mit Entzündungsreaktionen einhergehen, werden sie auch hier erfolgreich zur Linderung eingesetzt, wie beispielsweise Arthritis oder Morbus Crohn.

Sie ist hilfreich bei dem Aufbau der Darmflora

Für die nützlichen Darmbakterien sind die Goji-Polysaccharide eine bevorzugte Energiequelle. Bekanntlicherweise hat unsere Darmflora einige außerordentlich wichtige Aufgaben. Sie sorgt beispielsweise für eine effektive Verdauung, einen regelmäßigen sowie problemlosen Stuhlgang, für eine gesunde und intakte Darmschleimhaut sowie für eine optimale Resorption der Nährstoffe. Durch all diese Aufgaben verhindert die Darmflora Gär- und Fäulnisprozesse ebenso wie Pilzinfektionen oder chronische Entzündungsgeschehen aller Art, sofern sie gesund ist. Durch den Konsum der Goji-Beeren wird die Darmflora bei all ihren Aufgaben unterstützt sowie bei ihrer Regeneration. Auch ihre Leistungsfähigkeit erhöht sich. Somit ist sie das perfekte Lebensmittel, wenn es um eine Darmsanierung geht oder während einer Darmreinigungs- und -sanierungskur.

Die Stärkung des Immunsystems

Die Goji-Beere ist ein Allrounder und sie liefert die so genannten Polysaccharide, bei denen es sich um komplexe Kohlenhydrate handelt. Diese verbessern nachweislich die Immunabwehr, da sie die T-Lymphozyten aktivieren. Bei den T-Lymphozyten handelt es sich um spezielle Abwehrzellen, die sich ganz besonders auf die Abwehr und die Bekämpfung von Krebszellen und Vieren konzentrieren.

Die in der Goji Beere enthaltenen Polysaccharide verfügen über eine ähnliche Struktur wie die immunstärkenden Stoffe in Echinacea oder dem Maitake Pilz, bei dem es sich um einen Vitalpilz handelt. Besonders in den Infektionsreichen Jahreszeiten wird Echinacea eingesetzt, um das Immunsystem zu stimulieren und die Abwehrkräfte zu fördern.

Der Granatapfel

Wissenswertes über den Granatapfel

Bereits vor tausenden von Jahren war der Granatapfel schon Kult. Er besaß in der Antike aufgrund seiner faszinierenden Form und den rot schimmernden Kernen, die in ihm Schlummern, eine große Bedeutung in vielen Religionen. Bereits in der Bibel wird der Saft des Granatapfels erwähnt und auch im heidnischen Kult wurde die Frucht als göttlich verehrt. Die leuchtend roten Blüten galten und gelten noch heute als Symbol der Liebe und die Frucht selbst versinnbildlicht die Fruchtbarkeit.

Da wir gerade dabei sind: rot! Seinen Namen hat der Granatapfel nicht seiner Farbe zu verdanken, sondern wenn es aus dem lateinischen übersetzt wird, heißt es ganz schlicht und einfach „mit (vielen) Kernen". Diese Kerne sitzen in einzelnen Fruchtkammern, die unterteilt sind durch gelblich weiße Trennhäute. Die Kerne selbst sind von einer geleeartigen Rosa bis dunkelroten schimmernden Masse umhüllt.

Kurzinformationen über den Granatapfel

Herkunft:

Bereits vor 2000 Jahren wurde der strauchartige Baum im heutigen Iran angebaut. Seine Blüten sind hellrot und heute wird der Granatapfel-Baum in vielen tropischen und subtropischen Ländern kultiviert.

Saison:

Von September bis in den frühen Februar ist der Granatapfel in Deutschland erhältlich, wobei dieser aus Spanien und Türkei geliefert wird.

Geschmack:

Die Kerne des Granatapfels, die das Fruchtfleisch bilden, sind sehr saftig und der Geschmack ist erfrischen süß-säuerlich. Aufgrund der vielen Bitterstoffe, die der Granatapfel enthält, empfindet man eine leicht herbe Geschmacksnote.

Der Nährstoffgehalt:

Jeder der zum Granatapfel greift tut sich selbst was Gutes, das ist die Meinung vieler Ernährungs-Experten. Zwar enthält diese Frucht nur 7 mg Vitamin C in 100 g Fruchtfleisch, was recht bescheiden ausfällt, allerdings fanden die Experten heraus, dass Fruchtfleisch und Saft des Granatapfels aus gutem Grund im Altertum als Heilmittel genutzt wurden. Beides sind sehr gut bestückt mit Polyphenolen, wo vorn an die Flavonoide stehen und die Tannine.

Man weiß mittlerweile von diesem beiden bioaktiven

Stoffen, das sie eine antioxidantische Wirkung haben. Das heißt im Klartext, das sie unsere Körperzellen vor den schädlichen Einflüssen schützen. Ebenso sind sie in der Lage den Alterungsprozess zu verlangsamen und wirken entzündungshemmend. Daher sind manche Ernährungsmediziner auch der Meinung, dass der Granatapfel gegen Herz-Kreislauf-Erkrankungen vorbeugen kann, den Blutdruck senkt und auch wirksam ist gegen Arthritis. Traditionell wird der Granatapfel im Orient eingesetzt bei der Heilung von Magenschmerzen und fiebrigen Erkrankungen.

Allerdings ist der Granatapfel nicht nur gesund, weil er angereichert ist mit Phytochemikalien, sondern auch weil er unseren täglichen Bedarf an Vitamin C und Kalium deckt.

Geschichte/Herkunft und Mythologie des Granatapfels

Etwa 5000 Jahre reicht die Geschichte des Granatapfels zurück, es lässt sich nicht eindeutig sagen, woher die Frucht stammt. Allerdings wird davon ausgegangen, dass die ursprüngliche Heimat des Granatapfels in West- und Mittelasien anzusiedeln ist. Bereits in der Bibel wird die Frucht erwähnt, die als symbolträchtige Frucht über 613 Kerne verfügen soll, genau so viele, wie Gesetze im alten Testament.

In der griechischen Mythologie sowie im christlichen Mittelalter spielte der Granatapfel auch immer wieder eine bedeutsame Rolle. Hier allerdings als Speise der Götter oder als Symbol von Macht und Herrschertugenden, wo die Frucht auf den Wappen und Gemälden verewigt wurde. Der Granatapfelbaum selbst steht für Schönheit, Jugend, Liebe und Fruchtbarkeit.

Wissenschaftliche Studien

Es existieren rund 250 Studien zum Granatapfel und seiner positiven Wirkung, worunter mehrere Langzeitstudien bewiesen haben, dass der Granatapfel oxidative Merkmale im Blut signifikant senken kann. Oxidativer Stress ist ein wesentlicher Faktor, wenn es um die Entstehung von Arteriosklerose geht. Selbst nachdem die Probaten drei Jahre lang kontinuierlich den Granatapfel als Saft konsumierten, blieb der Zustand aufrecht erhalten.

Einer anderen Studie zu Folge, die im „American Journal of Clinical Nutrition" veröffentlicht wurde, konnte der antioxidantive Schutz sogar bereits bei einem Konsum von 60 ml Granatapfelsaft pro Tag nach einer Woche um durchschnittlich 9% verbessert werden. Eine Steigerung von 130% des antioxidativen Schutzes konnte eine Langzeitstudie nach einem Jahr nachweisen.

Arteriosklerose um 30% verringert:

Eine im Jahr 2004 in Israel publizierten Studie zufolge, war es möglich durch den Konsum von täglich 50ml Granatapfelsaft (1:5 auf 250 ml Saft verdünnt), die Entwicklung der Arteriosklerose in der Halsschlagader nach einem Jahr aufhalten. Zudem konnte die durch die Arteriosklerose entstandene Verengung der Halsschlagader sogar um bis zu 30% rückgängig gemacht werden.

Bei den Probanden, die keinen Granatapfelsaft konsumierten, stiegen die Ablagerungen um weitere 9% an.

Weitere Ergebnisse:

• Nach 14 Wochen sanken bei den Teilnehmern, die den Saft konsumierten, der LDL-Cholerestin Spiegel (schlechtes Cholesterin) und das HDL-Choleristin erhöhte sich (gutes Cholesterin).

• Zudem konnte die Aktivität der Paraoxonase um 83% gesteigert werden, bei dem es sich um einen wichtigen Gefäß-Schutzfaktor handelt.

• Eine Doppelblind-Studie ergab, dass die Herzdurchblutung sich in lediglich 3 Monaten um 17% verbessern kann und die Anzahl der Angina-Pectoris-Anfälle um 50% gesenkt werden konnte.

- Eine in Israel durchgeführte Studie hatte die Wirkung des Granatapfels auf den Blutdruck bewiesen. Hier konnte der Blutdruck mithilfe der Frucht bereits nach zwei Wochen um 5% gesenkt werden, bei einem täglichen Konsum von 50ml Granatapfelsaft.

- Als ausschlaggebender Faktor für die Entstehung der Gefäßverkalkung gilt der oxidative Stress. Mehrere Langzeitstudien haben nachgewiesen, dass der Granatapfel in der Lage ist, diesen signifikant zu senken und selbst nach drei Jahren konnte der Zustand durch einen kontinuierlichen Konsum aufrechterhalten werden.

- Eine Studie von Loren und Kollegen im Jahr 2005 durchgeführt wurde, konnte belegen, das die Mäusejungen der Mäusemütter, die mit Granatapfelkernen gefüttert wurden, 60% weniger Hirnschäden bei ihrer Geburt infolge von Sauerstoffmangel davon trugen. Somit ist das auch im Hinblick auf die Sauerstoffprofilaxe eine wichtige Erkenntnis.

Anwendungsmöglichkeiten

Der Granatapfel ist nicht nur gesund, sondern er steckt voller Gesundheit und kann quasi als „Rostschutzmittel" für den Körper bezeichnet werden. Denn die sekundären Pflanzeninhaltsstoffe, die der Granatapfel enthält, beugen dem Altersprozess vor. Seine antioxidantische Wirkung ist um ein Vielfaches höher als bei Rotwein, grünem Tee, Blaubeer- oder Traubensaft. Oder besser gesagt der Granatapfel ist eine „Anti-Aging" Frucht. Die Inhaltsstoffe wirken dabei alle zusammen. Die Anthozyane sind für die schöne Farbe zuständig und die Polyhenole arbeiten als Radikalfänger.

Ein Granatapfel-Apfel Powerpaket kann genutzt werden für:

• Das Herz! Der Granatapfel wirkt positiv auf den zu hohen Blutdruck und verbessert zudem die Durchblutung der Herzkranzgefäße.

• Die Gefäße! Die Frucht beeinflusst den Lipidstoffwechsel, der das LDL-Cholesterin senkt und so der Arteriosklerose vorbeugt.

• Die Leber! Überall dort, wo oxidativer Stress, durch Alkohol, Rauchen, UV-Strahlung etc. eine Rolle spielt.

• Der Magen-Darm-Trakt! Der Granatapfel beugt Magenerkrankungen vor.

• Die Bauchspeicheldrüse! Er hilft bei Diabetes und unterstützt den Zuckerstoffwechsel

• Die Mundhöhle! Er hemmt die Mikroorganismen, die verantwortlich sind, für die Entstehung von Zahnplaque.

- Die Knochen! Der Granatapfel beugt Osteoporose vor.

- Die Gelenke! Die Frucht erhält deren Funktion aufrecht und hemmt mögliche Entzündungen sowie den Knorpelabbau.

- Die körpereigenen Abwehrkräfte in vielen Aspekten. Selbst bei einer Krebserkrankung ist der Granatapfel hilfreich und ein guter Schutzfaktor.

Anwendungstipp / Smoothie Rezept:

Zutaten:

1 Birne

1 Apfel

1/2 Granatapfel

1 Becher (Bio) Kefir

1 Teelöffel Zimt

1 Teelöffel Bio-Honig

Option: 1 geraspelte Bio Kakaobohne

Zubereitung:

Alles in einen Mixer geben und gut durchmixen.

Guten Appetit…!

Kurkuma

Die „heilige Pflanze" - Gelbwurzel

Wer bereits einmal ein echt indisches Curry gegessen hat, dem ist die gelbe Farbe garantiert aufgefallen. Diese erhält das Curry von dem Gewürz Kurkuma, das eines der leistungsstärksten Antioxidantien und von einem erstaunlichen Nutzen für die Gesundheit.

Bereits seit Jahrtausenden nutzen die Inder Kurkuma als Gewürz und in der traditionellen ayurvedischen Heilmedizin. Kurkuma unterstützt die Fettverbrennung und unterstützt die Heilkraft. Zudem wirkt es antibakteriell und somit entzündungshemmend und bekämpft die freien Radikale.

Was ist eigentlich Kurkuma?

Bei Kurkuma handelt es sich um eine tropische Gebirgspflanze, welche hauptsächlich in Indien und Südasien wächst. Kurkuma wird allerdings nicht aus den Kernen oder Früchten der Pflanze hergestellt, sondern aus den Wurzeln des Strauches. Der aktive Inhaltsstoff, der knallgelb ist, wird als Curcumin bezeichnet.

Dem Gewürz werden reinigende und energiespendende Effekte zugesprochen. In Indien verwenden die Menschen Kurkuma nicht nur zum

Kochen, sondern es wird auch auf Wunden aufgetragen, gegen Insektenstiche sowie Herpesbläschen und vielem mehr eingesetzt.

Kurkuma – ein Superfood mit vielen Geheimnissen

Die Gelbwurzel, die als Kurkuma bezeichnet wird, gehört zur Familie der Ingwergewächse. Die indische Gelbwurzel – Curcuma Longa – ist von allen am weitesten verbreitet und gilt medizinisch als noch wertvoller als die javanische Gelbwurzel. Der geschälte Wurzelstock dient medizinischen Zwecken, wobei der Gelbwurz in seinen Heimatländern zumeist getrocknet und zu einem feinen Pulver gemahlen wird. Teilweise wird er auch frisch verarbeitet.

Die wichtigsten Inhaltsstoffe von Kurkuma sind:

- Ätherische Öle

- Curcuma Longa bis 5% (beispielsweise Tumoren, und Zingiberen)

- Curcuma xanthorrhiza bis 11 % (beispielsweise Xanthorrhizol)

- Farb- und Scharfstoffe (beispielsweise Curcumin)

Der frische Gelbwurz hat einen harzig-brennenden

Geschmack und im getrockneten Zustand schmeckt er eher mild und etwas bitterlich. Das Kurkuma-Pulver verleiht vielen Curry-Mischungen seine charakterliche gelbe Farbe.

Die Geschichte

Bei Kurkuma handelt es sich um eines der ältesten und traditionellsten Heilmittel auf der Welt. Die wohltuende Wirkung auf die Gesundheit wurde bereits vor über 4.000 Jahren in Indien niedergeschrieben und gehört zu den wichtigsten pflanzlichen Wirkstoffen in der uralten Ayurvedischen Medizin (Alt-Sanskrit: Wissen vom Leben).

Das gesündeste Lebensmittel der Welt – Kurkuma

Die heilige Pflanze Indiens ist nicht nur einfach ein Gewürz, sondern wird auch gegen Volkskrankheiten eingesetzt. Seit Jahren kommt auch in Europa das Kurkuma gegen zahlreiche Krankheiten zum Einsatz.

Viele Studien haben belegt, dass Kurkuma über eine entzündungshemmende Wirkung verfügt. Es wurde beispielsweise bewiesen, das es die Aktivierung von NF-kappaB verhindern kann. Dabei handelt es sich um einen Protein-Komplex, der in Verbindung mit vielen Krankheiten steht.

Daher ist es auch nicht weiter verwunderlich, das die Wirkung von Kurkuma in zahlreichen Studien belegt wurde.

Kurkuma im medizinischen Einsatz

Seit 4.000 Jahren bereits gilt die Gelbwurz (Kurkuma) als Energie spendendes Mittel in der altindischen Heilkunst Ayurveda und so ähnlich sieht es auch die traditionelle chinesische Medizin. Die Chiang Huangng, wie Kurkuma in China genannt wirkt in der chinesischen Medizin folgender maßen:

- Sie regt den Fluss des Qi – der Lebensenergie – an
- Sie löst Blutstauungen
- Sie wirkt beruhigend auf Geist und Nerven
- Sie ist anregend auf den Gallenfluss.

Die indonesische Volksmedizin hingegen nutzt Kurkuma nur bei der Stärkung der Immunabwehr sowie bei Atemwegsinfektionen. Die westliche Pflanzenheilkunde bestätigte die meisten dieser Wirkungen von Kurkuma.

Nach der westlichen Erkenntnis kann Kurkuma sekretionsfördernd wirken beispielsweise auf Galle, Magen und Bauchspeicheldrüse. Zudem wirkt sie leberstärkend und entzündungshemmend. Des Weiteren ist die Gelbwurz dazu in der Lage, die Blutfettwerte zu senken. Allerdings konnten Laborversuche die eine krebshemmende Wirkung besagen oder auf diese hindeuten, noch nicht an Probaten bestätigt werden.

Das sollte man über Kurkuma noch wissen

• Kurkuma sowie sein Hauptwirkstoff Curcumin lässt sich schlecht in Wasser auflösen. Daher sollte Kurkuma stets mit Öl, beispielsweise einem TL-Leinöl eingenommen werden.

• Kurkuma ist als sicher eingestuft und hat auch keine Nebenwirkungen zur Folge selbst nicht bei einer hohen Dosierung.

• Es gibt bereits Anhaltspunkte, dass Kurkuma sogar gegen AIDS hilfreich ist. Allerdings stehen dazu die wissenschaftlichen Studien noch am Anfang.

• Wer Kurkuma therapeutisch einsetzt, der sollte täglich mindestens ½ bis 1 TL Kurkuma konsumieren.

• Kurkuma kann zur Prävention Milchspeisen, Suppen und Saucen beigefügt werden.

Kein Patent auf die Wirkung von Kurkuma

Den beiden indischstämmigen Forscher Suman K. Das und Hari Har P. Choly von der medizinischen Fakultät der Universität Mississippi wurde im März 1995 ein Patent auf die Verwendung von Kurkuma als Wundermittel erteilt. Gegen das US-Patent Office klagte das Indian Council for Scientific and industrial Research (CSIR), worauf dieses, sowie weitere Patente die im Zusammenhang mit Kurkuma bestanden gelöscht wurden. Die Kläger bewiesen unter Vorlage von mehreren schriftlichen Nachweisen, dass Kurkuma bereits seit Jahrtausenden in der Medizin angewendet wird und das die Verwendung von Kurkuma in der Medizin keine Neuerfindung sei. Unter den schriftlichen Nachweisen befand sich auch ein alter Sanskrit-Text, der bereits 1953 in Journal of the Indian Medical Assoziation veröffentlicht wurde.

Wissenschaftliche Studien und ihre Ergebnisse

Kurkuma es ist beinahe in jeder Curry-Mischung enthalten und liefert dort die Farbe sowie den Geschmack. Doch es fördert auch die Gesundheit, dass wissen die Chinesen und Inder schon seit Jahrtausenden, doch jetzt haben Mediziner der Universität Michigan dieses „alte Wissen" wissenschaftlich bestätigt.

Sie fanden während ihrer Studien heraus, welche positiven Einflüsse das gelbe Gewürz auf unsere Zellen hat.

Die Ergebnisse:

In der Studie aus 2009 der Mediziner der Universität Michigan, die auch im Journal of the American Chemical Society erschienen ist, beschreiben die Forscher, dass das Curcumin, das für die intensive Farbe des Gewürzes verantwortlich ist, die Zellmembranen festigt und somit eine bessere Widerstandsfähigkeit gegen Krankheiten besteht. Schon lange war der pharmazeutischen Forschung der medizinische Vorteil von Kurkuma bekannt und es wurde bereits früh vermutet, dass Kurkuma wie ein natürlicher Zellschutz wirkt, aufgrund seiner entzündungshemmenden Wirkung.

Die Wissenschaftler um Ayyalusamy Ramamoorthy von der Universität Michigan in Ann Arber haben in einer aktuellen Studie, die mit modernster Technik durchgeführt wurde, dass Gewürz und seine Wirkungsweise genauer unter die Lupe genommen. Durch den Einsatz von modernsten Geräten wie beispielsweise der Kernresonanzpektroskopie konnten sie erstmals wissenschaftlich bestätigen, was bereits vermutet wurde: Die Moleküle des Farbstoffs Curcumin bauen sich in die Zellmembranen ein und stabilisieren sie. Dadurch werden die Zellen gestärkt und verfügen somit über einen besseren Schutz gegen

Keime und Bakterien. Selbst in geringen Dosen zeigt sich bereits dieser Effekt. Das war allerdings nicht alles, was die Forscher herausfanden. So stellte sich heraus, dass der Zellschutz-Effekt nur bei den gesunden Zellen eintritt. Bei Krebszellen hingegen wirkt das Gewürz gegenteilig. Hier werden die Membranen durchlässiger.

Bereits zahlreiche Studien haben ergeben, das Curcumin besser gegen Entzündungen im Körper arbeitet, als so manch ein einschlägiges Medikament und das auch noch ganz ohne Nebenwirkungen.

Curcumin, der ockergelbe bis orange getönte Farbstoff, wird von den Lebensmittelherstellern vielseitig eingesetzt. In Senf, Margarine oder Wurstwaren finden wir ihn unter der Bezeichnung E100 als Färbemittel. Die Wissenschaft hat das Färbemittel im Labor untersucht und immer wieder kommen neue erstaunliche Ergebnisse zu Tage. So soll Kurkuma gegen Alzheimer, Entzündungen, Magen-Darm-Beschwerden und sogar gegen Krebs hilfreich sein.

Professor Jan Frank vom Institut für Ernährungs- und Lebensmittelwissenschaften an der Universität Bonn ist einer dieser Wissenschaftler. Er hat sich gemeinsam mit Forschern, die von den Universitäten Kiel, Jena und Frankfurt stammen, eingehend mit dem Thema Kurkuma und Curcumin beschäftigt. Aus diesen Laborversuchen kam beispielsweise das Wissen, das Curcumin eine krebshemmende Eigenschaft besitzt. Zudem hat der Pflanzenstoff in anderen Experimenten die Ablagerung von bestimmten Eiweißkomponenten im Gehirn unterbunden. Möglicherweise sind diese Komplexe beteiligt an der Entstehung von Alzheimer.

Die Anwendungsmöglichkeiten

Kurkuma ist sicher und wirkt entzündungshemmend, das ist nicht von der Hand zu weisen. Die Forscher und Mediziner erkennen immer mehr, dass eine Entzündung in den meisten fällen die Ursache für eine Erkrankung ist, auch wenn diese nicht direkt zu bemerken ist. Das hat zur Folge, dass die Verwendung von Kurkuma ein vielfaches Nutzen mit sich bringt.

1.

Kurkuma bzw. Curcumin kann Athritis-Schmerzen lindern und die Beweglichkeit erhöhen. Das wurde durch viele Studien bereits belegt. Vergleichen kann man seine Wirkung mit gängigen Medikamenten, allerdings ohne Nebenwirkungen.

2.

Die Schädigung der Leber wird verzögert, woraus sich eine Zirrhose entwickeln kann.

3.

Das Fortschreiten der Alzheimer-Krankheit wird verzögert oder sie kann eventuell geheilt werden, sobald
sich erste Symptome zeigen. Des Weiteren wirkt es
auch der Abnahme der geistigen Fähigkeiten vor, welche zumeist auf ein „fortgeschrittenes Alter" zurück-
geführt werden.

4.

Kurkuma unterstützt die Verdauung, welche die
Quelle einer guten oder schlechten Gesundheit ist.
Zudem kann es erfolgreich gegen Schmerzen einer
chonisch-entzündlichen Darmerkrankung eingesetzt
werden, sowie zur Heilungsunterstützung.

5.

Wird es mit bestimmten Gemüsesorten gemischt,
dann kann es gegen bestimmte Krebsarten helfen und
die Krebszellen bekämpfen sowie die Metastasierung
verhindern.

6.

Bei Kurkuma handelt es sich um ein kräftiges Antiox-
idans, welches für das Herz, das Gedächtnis sowie das
Immunsystem wichtig ist und diese stärkt. Kurkuma
liefert mehr Antioxidantien als Vitamin E und C.

Anwendungstipp / Rezept (Vegetarisches Gemüsecurry):

Zutaten:

2 EL	Olivenöl
1	Zwiebel, in Ringe geschnitten
2 TL	Kreuzkümmel
2 EL	Koriander, gemahlen
1 TL	Bio- Kurkuma
2 TL	Ingwer gemahlen
1 TL	Chilischote(n), rot, gehackt
1	Knoblauch, durchgepresst
400 g	Tomate(n), gehackt, aus der Dose
300 ml	Kokosmilch
1	Blumenkohl, klein, in Röschen geteilt
3	Karotten (geschnitten)
2	Zucchini, in Scheiben geschnitten
Salz und Pfeffer	
150 ml	Bio-Joghurt

Zubereitung:

Das Olivenöl in einer Pfanne erhitzen und die Zwiebel darin kurz andünsten. Gewürze, Chili und

Knoblauch hinzufügen und kurz anbraten. Tomaten und die Kokosmilch dazugeben und gründlich unterrühren. Blumenkohl, Zucchini, Karotten sowie Salz und Pfeffer dazugeben und zugedeckt ca. 20 Minuten köcheln lassen. Joghurt einrühren und nur noch leicht erhitzen, nicht aufkochen lassen.

Guten Appetit..!

Manuka Honig

Der Manuka Honig, seine Heilkraft ist bereits seit dem Altertum bekannt. Er verfügt über eine starke antibakterielle Wirkung. Hergestellt wird der Honig in Neuseeland aus dem Blüten-Nektar des dort wachsenden Teebaums. Der Honig soll sogar über Wirkung gegen antibiotikaresistente Bakterien verfügen. Das was die Eingeborenen von Neuseeland, die Maori, bereits seit Hunderten von Jahren wissen, hat nun die moderne Wissenschaft nachgewiesen. Aufgrund seiner Vielfalt an Inhaltsstoffen kann der Honig auf ganz natürliche Weise bei inneren sowie äußeren Krankheiten helfen.

Heute existieren viele Studien über den Honig und sie alle haben eines gemeinsam: Sie belegen und bestätigen die heilende Wirkung des Manuka Honigs. Egal ob eine äußere Wunde oder eine Erkältung, der Honig unterstützt die Heilung. Allerdings sollte niemand seine Wirkung überschätzen, denn der Honig kann nur eine unterstützende Position einnehmen bei dem Heilprozess. Eine medikamentöse Therapie kann der Manuka Honig allerdings nicht ersetzen.

Manuka Honig – was unterscheidet ihn von anderen Honigsorten?

Manuka Honig besitzt eine Vielzahl von gesunden Inhaltsstoffen, wie Eisen, Calcium, Natrium oder

Magnesium. Durch diese Inhaltsstoffe wird unser Immunsystem gestärkt, wodurch es sich besser gegen Krankheiten wehren kann. Durch seine vielfältigen Wirkstoffe ist er hilfreich gegen Bakterien, Vieren und Pilze. außerdem wirkt er antiseptisch, antioxidativ sowie wundheilend. Der Manuka-Honig kann trotz seiner Süße gegen Karies helfen. Doch auch bei dem Manuka Honig gilt, Honig ist nicht gleich Honig.

Worauf beruht die Heilkraft des Manuka Honigs?

Jeder Honig, der qualitativ hochwertig ist, verfügt über eine gewisse heilende Kraft. Erinnern wir uns nur an die berühmte heiße Milch mit Honig, die schon unsere Großmutter ihren Kindern einflößte. Allerdings beruht die heilende Wirkung des „normalen" Honigs auf der Freisetzung von Gluconsäure und Wasserstoffperoxid. Professor Henle von der TU Dresden konnte allerdings mit seinem Team im Manuka Honig Methylglyoxal feststellen. Eben dieser Stoff ist für die heilende Wirkung bzw. die antibakterielle Wirkung des Honigs verantwortlich, womit er die anderen Honigsorten bei Weiten überlegen ist. Honig unterliegt je nach Jahreszeit qualitativen Schwankungen. Damit der Manuka Honig bei seiner Wirkungsweise über einen zuverlässigen Stand verfügt, sind bestimmte Werte eingeführt worden. Diese Werte geben ganz genau Auskunft darüber, wie hoch die antibakterielle Wirkung des Honigs liegt.

Um die Wirkung des Manuka Honigs, aufzuzeigen, wurde nur die Bezeichnung UMF (Unique Manuka Factor) genutzt. Diese Bezeichnung, beispielsweise 10 +, gab an, in welcher Weise der aktive Manuka Honig mit einer antiseptischen Phenollösung zu vergleichen ist. Mittlerweile ist von der Wissenschaft nachgewiesen, dass der Hauptgrund der Wirkung des Manuka Honigs begründet ist auf seinem hohen Gehalt an Methylglyoxal. Daher wird heute der Honig durch die Bezeichnung MGO klassifiziert.

Vergleich UMF mit MGO

Manuka Honig   Aktiv 5+   entspricht   MGO   30+

Manuka Honig   UMF 10+ entspricht   MGO 100+

Manuka Honig   UMF 16+ entspricht   MGO 250+

Manuka Honig   UMF 20+ entspricht   MGO 400+

Manuka Honig   UMF 25+ entspricht   MGO 550+

Manuka Honig in der Anwendung

Der Manuka Honig wird aus dem Blüten-Nektar des neuseeländischen Manuka Strauches gewonnen, der verwandt ist mit dem australischen Teebaum. Bereits in vielen hoch entwickelten Kulturen kam Honig als Heilmittel zur Anwendung und bereits Hippokrates wusste um die heilende Wirkung von Honig.

Allerdings handelt es sich bei dem Manuka Honig um einen ganz besonderen Honig, denn seine Heilkraft übertrifft den „normalen" Honig um ein Vielfaches. Die Maori behandelten mit dem Manuka Honig bereits Wunden und Erkältungskrankheiten sowie Magen-Darm-Beschwerden.

Bei Magen-Darm-Beschwerden:

Wissenschaftliche Studien, die von der neuseeländischen Universität of Wakaito durchgeführt wurden, belegen das, was die Maori wussten: Der Manuka Honig ist sehr effektiv bei der Behandlung von Escherichia und Helicobacter Pylori. Zu gut Deutsch, der Honig bekämpft genau die Bakterien, welche die Magen-Darm-Beschwerden auslösen, wobei das Helicobacter Bakterium sogar als Verursacher für Magengeschwüre und Magenschleimhautentzündungen betrachtet wird. In den Untersuchungen, die von der Universität of Wakaito vorgenommen wurden, konnten die Wissenschaftler belegen, dass der Manuka Honig in einer Konzentration von 5%, in der Lage ist, das Wachstum der Bakterien zu bremsen.

Das heißt, dass ein Magengeschwür sehr „preisgünstig" und mit deutlich weniger Nebenwirkungen behandelt werden kann, als mit einer der üblichen Therapien. Allerdings ist hier zu erwähnen, dass dieser Erfolg nur mit Manuka Honig erzielbar ist, denn ein vergleichbarer Honig konnte bis dato nicht gefunden werden.

Bei Entzündungen der Atemwege:

Auch das Eiterbakterium Staphylokokkus Aureus kann der Manuka Honig erfolgreich bekämpfen. Bei diesem Eiterbakterium handelt es sich ein Bakterium, das in der Lage ist, aufgrund eines geschwächten Immunsystems beispielsweise Hautinfektionen hervorzurufen, welche sich durch Eiterpusteln bemerkbar machen. Selbst nach einer Operation oder nach einem Unfall ist das Bakterium oftmals für die Wundinfektion verantwortlich. Doch auch bei Bronchitis, Lungenentzündung, Nasennebenhöhlenentzündung oder einer Mittelohrentzündung spielt dieses Bakterium eine Rolle.

Durchschnittlicher „normaler" Honig ist in der Lage das Wachstum des Bakteriums zu hemmen, selbst bei einer zehnfachen Verdünnung. Doch Manuka Honig ist sogar in der Lage bei einer 54-fachen Verdünnung das Bakterium zu stoppen. Infolgedessen kann Manuka Honig hervorragend bei den genannten Problemen zum Einsatz kommen.

Bei Wunden und Druckgeschwüren:

Offene Beine, Druckgeschwüre und schlecht heilende Wunden können sehr effektiv mit Hilfe von dem Manuka Honig behandelt werden. Selbst Wunden, die bereits seit Wochen oder Monaten behandelt werden mit einer Antibiotika Therapie und dieser trotzten, sind heilbar mit hoch konzentrierten Manuka Honig.

Für gesunde Zähne:

Honig ist süß, klebrig und zuckrig und genau das ist auch der Manuka Honig. Daher ist Honig der Feind der Zähne, doch nicht der Manuka Honig. Eine wissenschaftliche Studie belegt, dass der Honig in der Lage ist, die Zähne vor Zahnbelag zu schützen, ebenso wie eine Chlorhexidinlösung.

Anwendungstipps:

Bei Erkältung und sonstigen Infekten

Bei Erkältungen (mit Husten / Halsschmerzen) sollte man mindestens 3-mal täglich (morgens / mittags / abends) ein Teelöffel Manuka-Honig auf der Zunge zergehen lassen. Man behält den Manuka-Honig dabei so lange wie möglich im Mund.

Zum Smoothie / Obstteller

Manuka Honig (1 Teelöffel) eignet sich hervorragend als Ergänzung zu Smoothies oder auch für einen selbstgemachten Obstteller.

Zahnhygiene

Käuflich zu erwerben gibt es auch Manuka Zahnpasta. Diese sind in der Regel frei von Fluoriden, und künstlichen Konservierungsstoffen. Die Aufgaben der Fluoride in herkömmlichen Zahncremen übernimmt bei der Manuka Zahncreme der hoch antibakterielle Manuka Honig und macht gleichzeitig auch den Zusatz von künstlichen Konservierungsstoffen überflüssig. Ergänzend unterstützt das Manukaöl die antibakterielle Wirkung in der Mundhöhle.

Perillaöl

Auch wenn das Perillaöl recht neu ist und daher noch unbekannt auf dem Markt der Nahrungsergänzungsmittel sowie der Naturprodukte, so kann es sich zu einer Konkurrenz für die bekannten und bevorzugten Fischölkapseln entwickeln.

Bei dem Perillaöl handelt es sich um ein pflanzliches Öl, welches einen außer ordentlich hohen Gehalt an Alpha-Linolsäure (Omega 3 Fettsäure) aufweist und sich daher stark von den anderen ölen abhebt. Der Mensch benötigt die Omega 3 Fettsäuren ebenso wie die Omega 6 Fettsäuren, die für ihn lebensnotwendig sind. Der Mensch ist nicht in der Lage diese Fettsäuren innerhalb seines Stoffwechsels selbst zu bilden und daher ist er darauf angewiesen, diese dem Körper mit der Nahrung zuzuführen. Das Perillaöl weist ein sehr günstiges Verhältnis zu den beiden Fettsäuren auf sowie auch der Omega 9 Fettsäure. Genau das ist für unsere Gesundheit ernährungsphysiologisch von höchster Bedeutung.

Woher stammt das Perillaöl?

Das Perillaöl wird gewonnen aus den Samen der Perillapflanze, dass auch als Sesamblatt oder Schwarznessel bezeichnet wird. Die Pflanze, die wird überwiegend in Indien, China, Japan, Korea angebaut sowie in weiteren Teilen von Ost- und Südostasiens.

Die würzigen Blätter der Pflanze kommen schon lange Zeit in der asiatischen Medizin und in der Küche zum Einsatz. Die Samen der Perilla frutescens besteht aus circa 40% Fett und kann somit zu Öl gepresst werden. Dieses Öl wird zur Behandlung bzw. zur Vorbeugung von Herz-Kreislauf-Erkrankungen, entzündlichen Erkrankungen sowie auch Krebs und bestimmten Rheumaarten angepriesen. Perillaöl wird in Deutschland vor allem in Form von Kapseln angeboten und zudem ist es auch eine kalt gepresste, native Ölmischung mit Perillaöl erhältlich.

Perilla

Bereits seit Jahrhunderten wird die Perilla-Pflanze in der traditionellen chinesischen sowie der Indischen ayurvedischen Medizin verwendet. Die ayurvedische Medizin blickt dabei sogar auf eine mehr als 5000 Jahre alte Tradition zurück blickt, gilt als eine der erfahrensten Heilmethoden.

Das Perillaöl wird seit jeher aus der Perilla Frtescens gewonnen und kommt zum Einsatz gegen Husten- und Niesreiz, Pfeifenden Atem, Erkältung oder Erkrankungen der Atemwege.

Das Perillaöl verfügt über einen höheren natürlichen Alphalinolsäuregehalt als das Flachssamen Öl oder das Leinsamenöl. Außerdem enthält es auch die beiden Stoffe Luteolin und Rosmarinsäure. Die asiatische Tradition weiß zudem, dass das Perillaöl über sehr starke antiallergische und entzündungshemmende Bestandteile verfügt.

Die Forschung und wissenschaftliche Studien

Forschung in Belgien:

Bereits Ende der 1970iger Jahre war einem belgischen Offizinapotheker die Wirksamkeit der Perilla bei der Bekämpfung von Allergien bekannt. Seine Forschungsarbeit erbrachte den Beweis, dass die lindernde Wirkung auf die Inhaltsstoffe Luteolin, Rosmarinsäue und Alphaienolsäure zurückzuführen ist. Zusammen mit seiner Tochter, entdeckte er auch, dass die Wirkung erhöht werden kann, wenn nur eine einzige Kaltpressung vorgenommen wird. Seine Tochter, die damals bereits in der Industrie als Apothekerin arbeitete, führt heute, über dreißig Jahre später seine Forschungsarbeiten im Bezug auf das Öl fort und ist dabei auf der Suche nach neuen praktischen Anwendungsmöglichkeiten des Perillaöls.

Die internationale Wissenschaft bestätigt...

... Dass unter anderen die Polyphenol-Rosmarinsäure über eine starke entzündungshemmende und antioxidative Wirkung verfügt. Das ist den Studienergebnissen der Takano-Studie aus 2004 zu entnehmen. Während dieser Studie wurde eine große Gruppe von

Probanden die Wirkung der Rosmarinsäure in Verbindung mit allergischen Reaktionen bedingt durch die Jahreszeiten untersucht. Bereits nach 21 Tagen gingen die allergischen Reaktionen zurück und die Probaten litten nicht mehr so stark unter geröteten oder tränenden Augen, einer laufenden oder verstopften Nase sowie unter starken Niesanfällen. Auch die Anzahl der IgE-Antikörper in deren Blut war stark gesunken. Ein sehr wichtiger Punkt der Studie ist, dass keiner der Probanden unter Nebenwirkungen litt. Die Perilla erwies sich während der Studie als ein starkes Antiallergikum und das ohne Anwendung von Cortison oder Antihistaminen.

Innovation und Lösung der Forschungsarbeit

Es ist erstmalig belgischen Wissenschaftlern gelungen, ein 100% reines Perilla Öl zu verkapseln und das mit nur einer Kaltpressung und ohne jegliche Oxidation. Aufgrund des natürlichen Verhältnisses der drei spezifischen antiallergenen Wirkstoffe ist in dem Öl konserviert. Zudem waren sie auch in der Lage eine pflanzliche Kapsel herzustellen. Das Perillaöl wird von dem Körper sehr gut aufgenommen und er kann dieses zudem gut verdauen. Perillaöl verfügt über keinerlei Nebenwirkungen, wie bereits auch von der Wissenschaft bewiesen, wie beispielsweise Schläfrigkeit. Selbst Kinder, schwangere oder stillende Frauen können das Öl ohne Bedenken anwenden.

Die Inhaltsstoffe

Nicht nur eine hohe Konzentration an Omega 3 (60%) weisst das Perillaöl auf, dass aus dem Samen der Perilla-Pflanze gewonnen wird, sondern es zeichnet sich auch dadurch aus, dass es für unsere Gesundheit sehr wertvoll ist, aufgrund seinem Verhältnis der folgenden ungesättigten Fettsäuren zueinander:

- Omega 3 Fettsäure (Alpha-Linolsäure)
- Omega 6 Fettsäure (Linolsäure)
- Omega 9 Fettsäure (Ölsäure) = 60: 15: 15

Die Omega 3 Fettsäuren:

Bei ihnen handelt es sich um eine ganz spezielle Gruppen innerhalb der ungesättigten Fettsäuren. Sie verfügen über eine chemische Struktur, mit zwei oder mehr Doppelbindungen zwischen den Kohlenstoffatomen. Daher tragen sie auch die Bezeichnung mehrfach ungesättigte Fettsäuren. Die gesundheitsschützende Wirkung der Omega 3 Fettsäuren wurde in vielen epidemischen Studien belegt und sie wirken vor allem positiv auf Herz-Kreislauf-Erkrankungen.

Der Mensch benötigt mindestens 0,5 bis 1 Gramm an Omega 3, wobei ideal 3 bis 4 Gramm pro Tag sind. Drei Gramm Omega 3 Fettsäure entspricht etwa 5 Gramm Perillaöl – also circa 1 TL Öl. Schwangere oder stillende Frauen, Kinder im Wachstum sowie ältere Menschen benötigen einen höheren Anteil an Omega 3.

Die Omega 6 Fettsäuren:

Auch Omega 6 wird zu den mehrfach ungesättigten Fettsäuren gezählt. Allerdings unterscheiden sie sich in ihrer chemischen Zusammensetzung von den Omega 3. Eine gesunde Ernährung basiert auf einen perfekten Ausgleich der beiden Fettsäuren. Derjenige, der Gewicht reduzieren möchte und diese effektiv fördern will, sollte genügende gesunde Fette zu sich nehmen, die Omega 3 und 6 enthalten, anstelle von wenig oder gar keinen Fett.

Perillaöl und seine Anwendungsmöglichkeiten

In der Küche ist das Perillaöl aufgrund seiner vielen guten Inhaltsstoffe eine Gesunde alternative zu anderen Ölen. Nach derzeitigen Stand der Studien beeinflusst das Öl ernährungsbedingte erhöhte Blutfettwerte. Das Perillaöl führt dazu das sich die Fett-Eiweiß-Muster normalisieren im Blut, womit es Herz-Gefäß-Erkrankungen vorbeugt.

Die Blutfettwerte:

Mehrfach ungesättigte Fettsäuren sind oxidationsanfällig in der Regel und das bedeutet, dass sie sehr schnell reagieren, wenn sie auf Sauerstoff treffen, selbst in den Körperzellen. Allerdings ist dieser Vorgang nicht wünschenswert, da es dazu führt, dass der Blutfettwert sich erhöht.

Aufgrund des besonderen Fettsäuremusters über das das Perillaöl verfügt, kommt es allerdings zu einer Verminderung dieser Anfälligkeit in den Körperzellen sowie dem Gewebe. Daher sind die Fette im Blut nicht in der Lage zu oxidieren. Ein wichtiger Bestandteil unseres Körpers ist das Cholesterin und es ist beispielsweise ein Bestandteil der Zellwände. Führen wir dem Körper mit der Nahrung übermäßig viel Cholesterin zu, dann kommt es zu erhöhten Cholesterin-Werten oder ungünstigen Blutfettwerten, die als erhöhter Cholesterin-Spiegel bezeichnet werden. Wenn das in den Zellen und Geweben enthaltene Cholesterin dann mit Sauerstoff reagiert, dann ist es möglich, dass entzündliche Prozesse entstehen und das speziell in den Gefäßwänden. Das erhöht dann langfristig das Risiko an einer Herz-Gefäß-Erkrankung zu leiden.

Das Perillaöl geht mit seiner Wirkung allerdings ein Stück weiter. Durch die Bildung von Entzündungsfaktoren werden die Entzündungen ausgelöst, welche als Eicosanoide bezeichnet werden und sich aus der Fettsäure Arachidonsäure bildet. Bei den wichtigsten Eicosanoiden handelt es sich um Prostaglandine und Leukotriene. Bei diesen beiden handelt es sich um

Hormone, die Entzündungen auslösen, sobald sie übermäßig gebildet werden. Das hat dann beispielsweise Rötungen der Haut oder Schmerzen zur Folge. Damit diese beiden Hormone gebildet werden, laufen zuvor eine Reihe von Prozessen im Körper ab, wozu auch der Arachidonsäure-Stoffwechsel gehört. Die spezielle Fettsäurenzusammensetzung des Perillaöls ist es möglich, den Arachidon-Stoffwechsel zu hemmen. Das hat zur Folge das weniger Hormone gebildet werden, die Entzündungsauslösung wirken.

Bei Herz-Gefäß-Erkrankungen:

Wie das Perillaöl auf die Herz-Gefäß-Erkrankungen wirkt, das kann in ein paar knappen Worten beschrieben werden.

Aufgrund der verminderten Oxidation von dem Cholesterin erleiden die Blutgefäße weniger Entzündungen, wobei auch die glatten Muskelzellen von der positiven Wirkung profitieren. Die beiden Inhaltsstoffe – Alpha Linolsäure und Vitamin E - von dem Perillaöl hemmen das Ablagern und das Verklumpen der Blutplättchen in den Blutgefäßen ein. Das hat zur Folge, das der Blutfluss ungehindert verläuft und der Körper über einen vorbeugenden Schutz verfügt gegen die gefürchteten Herz-Gefäß-Erkrankungen.

Schisandra

Das Kraftpaket aus Fernost

Derjenige der den Wunsch hat, gesund, vital und in Harmonie zu leben, der sollte sich einmal ausführlich mit dem Superfood Schisandra auseinandersetzen, denn diese Beere hat es wahrlich in sich. Die Schisandra-Beere ist knallrot und wächst an einer laubabwerfenden ausdauernden verholzenden Kletterpflanze. Allerdings handelt es sich bei dieser Beere keinesfalls um eine neue Wunderwaffe in Sachen der Gesundheit.

Die Schisandra gehört zu den bedeutendsten chinesischen Heilpflanzen und ist dort bereits gute 2000 Jahre bekannt. Bei uns tauchte die kleine Wunderbeere allerdings erst im 19. Jahrhundert erstmalig auf, wobei ihre Wirkung auf die Gesundheit lange Zeit unentdeckt blieb.

Das besondere an der Schisandra ist, dass sie nahezu universell eingesetzt werden kann. Die Chinesen schätzen die Beere als vital steigender Energiespender, welcher den Körper und den Geist stärkt. Zudem lindert sie Stress und Depressionen, stärkt das Gedächtnis und wirkt auch aphrodisierend und belebend. Kurz gesagt, das kleine exotische Kraftpaket wirkt auf den gesamten Organismus ausgleichend und stärkend. Die chinesischen Mediziner greifen selbst bei der Behandlung von Alzheimer, Hepatitis und Demenz zu Schisandra.

Dank der speziellen und sehr seltenen Flavonoide – sekundäre Pflanzenwirkstoffe – kann die Schisandra tatsächlich als eine Art „Wundermittel" beschrieben werden für die Gefäße. Neben ihrer Wirkung verfügt die Beere auch über einen sehr intensiven Geschmack, der zugleich süß, sauer, bitter, scharf & salzig ist. Es ist eben das Kraut der Fünf Geschmäcker bzw. der Fünf Elemente.

Die Herkunft der Schisandra Beere

Ursprünglich stammt Schisandra aus Nordost-Asien, wo die wild wachsende Frucht seit Tausenden von Jahren geerntet wird. Erst in der späten Han-Dynastie um 206 v. Chr. Bis 220 n. Chr. stammen die ersten Berichte über die Kultivierung der Pflanze.

Erst Mitte des letzten Jahrhunderts kam es zum Anbau der Schisandra im großen Stil und heute findet man ausgedehnte Plantagen in den nordöstlichen Provinzen, Liaoning, Jilin und Heilongjang. Aus diesen drei Provinzen kommen die qualitativ hochwertigsten und größten Früchte, die bekannt sind als Nord-Schisandra oder Bei Wu Wie Zi.

Weitere Anbaugebiete befinden sich seit rund 30 Jahren in der inneren Mongolei und in den Provinzen

Shandong, Shanxi, Yunnan, Sichuan und Hebei um der wachsende Nachfrage Herr zu werden.

Allerdings sind die Beeren aus diesen Provinzen nicht so groß wie aus den drei anderen und auch ihr medizinischer Wert wird als geringer eingestuft. Gewöhnlich werden diese Beeren als Süd-Schisandra oder Nan Wu Wei Zi bezeichnet und gehören einer anderen Gattung der Schisandra an, der Schisandra sphenanthera Rehd.

Die Inhaltsstoffe

Die Schisandra Beere enthält eine ganze Reihe von Bioaktivstoffen, wie beispielsweise:

- Saueren

- Lignane

- Phytosterole

- Vitamin C und E

- Ätherische Öle

Mindestens 30 verschiedene Lignane enthält die Schisandra, die allesamt für ihre Leber schützenden Eigenschaften bekannt sind. Des Weiteren haben sie auch die Eigenschaft, dass sie eine ganz bestimmte Komponente beeinflussen, die für Entzündungen zuständig ist. Eine Studie, die an Ratten durchgeführt wurde, ergab, das Schisandra die Lebern vor Giften (chemisch, wie biologisches Gift) schützt. Dafür ist teilweise die antioxidantische Wirkung der Beere verantwortlich und ebenso die stimulierende Wirkung auf die Leber. Durch die Einnahme von Schisandra wird die Leberfunktion verbessert und es wird dem Organismus ermöglicht, Energie effizienter zu produzieren.

Die Wirkung der Beere

Forschungen ergaben, das die Beere über Adaptogene Eigenschaften verfügt, die dem Körper dabei behilflich sind, gegen Krankheiten anzukämpfen und ihn gegen Stresssituationen zu stärken, die aufgrund chemischer, mentaler, umweltbedingter oder physischer Ursachen entstehen. Zudem kann Schisandra auch das Bindegewebe stärken und bewirken, das der Schleim aus der Lunge entfernt wird sowie eine Reduzierung des Hustens herbeiführen.

Zudem kann die Beere:

- Das Nervensystem stimulieren und das hat zur Folge das die Reflexe schneller und stärker sind
- Die Atmung stimulieren
- Den Blutdruck normalisieren
- Gefäßerweiternd wirken

- Die Blutzirkulation unterstützen

- Die Herztätigkeit verbessern

- Die Sehfähigkeit verbessern

- Den Blutzuckerspiegel normalisieren

- Die Verdauung unterstützen sowie die Aufnah me der Nährstoffe

- Alle wichtige Körperfunktionen aktivieren.

Bei Schisandra handelt es sich um eine Natur- und Stärkungsmittel, das aus der traditionellen chinesischen Medizin stammt. Bereits seit längerer Zeit wird die Beere zur Behandlung von:

- Physischen Krankheiten

- Nächtlichen Schweißausbrüchen

- Husten

- Schlafstörungen

- Chronischen Durchfällen

- Vorzeitiger Ejakulation

- Und physischen Erschöpfungszuständen genutzt

Zudem wird es auch als Stärkungsmittel verwendet, damit die verlorene Vitalität zurückkehrt. Schisandra ist in der Lage, die allgemeine Gesundheit zu verbessern und den Ernergiepegel zu erhöhen.

Es dauert normalerweise einige Zeit, bis das eine spürbare Besserung auftritt, bei einer Behandlung mit Schisandra. Allerdings kann die Beere über einen längeren Zeitraum ohne Weiteres eingenommen werden, da keinerlei Nebenwirkungen bekannt sind. Schisandra kommt auch oft zum Einsatz mit dem koreanischen Ginseng.

Die moderne Forschung über die Schisandra

Vorwiegend hat sich die Forschung auf die Lignane und die essenziellen Öle in der Schisandra konzentriert. Die Studien, die durchgeführt wurden, belegen die Wirkungsweise auf die Leber sowie den Einfluss auf einige der Leberenzyme. Auch die antioxidative Wirkung ist bewiesen. Allerdings wenn es um die Frage geht, welche möglichen Vorteile Schisandra für die Gesundheit hat, wurde noch nicht durch wissenschaftliche Studien belegt. Die Wirkungsweisen, die erkannt wurden, sind daher mit Vorsicht zu beurteilen, denn es existieren noch nicht genügend Studien, und wenn nahmen an diesen nur wenige Probanden teil.

Schisandra wurde in Kombination mit vier anderen Pflanzenextrakten auf die Wirkung von Krebszellen getestet. Dabei stellten die Forscher fest, dass die Anti-Tumor-Aktivität erhöht wurde, bei den mit Magenkrebs infizierten Mäusen. Zudem wurde auch ein starker positiver Effekt bei Leukämie entdeckt.

Bei allen Studien konnte allerdings die positive Wirkung der Schisandra auf virale chronische Hepatitis bestätigt werden.

Schwarzkümmel Öl

Das Heilmittel der Propheten

Im Reich der Mitte, im Abendland, im Morgenland und auch in Indien gilt der Samen des Schwarzkümmels sowie das aus ihm gepresste Öl seit Jahrtausenden als begehrtes Heilmittel. Schon Nofretete, die ägyptische Königin, die wegen ihrer Schönheit gepriesen wurde, salbte sich mit dem Öl des Schwarzkümmels ein. Die Leibärzte der Pharaonen wandten Schwarzkümmel an, um die Pharaonen zu behandeln. Mohammed, würdigte den Schwarzkümmel in einem seiner heiligen Bücher und schrieb: „Schwarzkümmel heilt jede Krankheit, außer den Tod".

In der heutigen Zeit empfehlen Immunologen den Schwarzkümmel als Volksheilmittel im Bereich der Nahrungsergänzung. Wissenschaftliche Studien aus der ganzen Welt belegen, dass Schwarzkümmel eine erstaunliche Wirkung hat in Bereichen der Asthmatherapie, Allergien, bei der Tumorbekämpfung sowie bei Rheuma. Im Frühjahr kann es gut eingesetzt werden gegen die grassierende Pollenallergie.

Habbah al-baraka – der segensreiche Samen...

... auf Arabisch und im lateinischen Nigella Sativa und die deutsche Bezeichnung lautet Schwarzkümmel jetzt ist er ganz groß als Nahrungsergänzungsmittel im Kommen, seitdem er vor einigen Jahren von der modernen Medizin wiederentdeckt wurde.

Allerdings ist sein Ruhm bereits tausende Jahre alt. Bereits dem legendären Pharao Tutenchamun wurde ein Fläschchen des Schwarzkümmel Öls vor über dreitausend Jahren mit in seinen Sarkophag gelegt, wovon sich jeder im ägyptischen Museum in Kairo überzeugen kann. Auch Hippokrates und Galenus setzten das ägyptische Schwarzkümmel Öl ein um vielerlei Beschwerden zu lindern. Karl der Große war es, der den Anbau der Heilpflanze in seinem abendländischen Reich durchsetzte mit seiner Befehlsgewalt. Bis in das 18. Jahrhundert galt der Schwarzkümmel in ganz Europa ein anerkanntes und vielfach eingesetztes Therapeutikum. Erst als die modernen pharmazeutischen Medikamente aufkamen, vergaßen die Menschen allmählich die Gewürzpflanze, die aus der Familie der Hahnenfußgewächse stammt. Allerdings haben die kleinen schwarzen Kerne auf den türkischen Fladenbroten, in der Heilkunde des Orients sowie in der traditionellen chinesischen Medizin und der indischen Heilkunst bis heute überdauert.

Natürliche Inhaltsstoffe im Schwarzkümmel Öl

Innerhalb der ägyptischen Wüstenbereiche wird der Schwarzkümmel beispielsweise zur Gewinnung des Öls genutzt. Für dieses Schwarzkümmel Öl nutzen die Einheimischen den tiefschwarzen Samen aus den Fruchtkapseln der Pflanze, die außerdem über einen sehr anregenden Anisduft verfügt.

Das natürliche Schwarzkümmel Öl enthält 21% qualitativ hochwertiges Eiweiß und 35% Pflanzenfette, die sich aus fetten und ätherischen ölen zusammensetzen. Circa 60% kostbare, mehrfach ungesättigte Fettsäuren befinden sich in den fetten Ölen, die zur Erhaltung und der Stabilisierung des menschlichen Immunsystems essenziell und überlebenswichtig sind.

Des Weiteren enthält es Linolen- und Gamma-Linolsäuren, die eine Synthese ermöglichen von den sehr wichtigen immun regulierenden Substanzen, wie beispielsweise Prostagladin E1. Auf die Zellmembranen wirkt sich die Linolsäure entzündungshemmend aus sowie auch das Prostaglandin, wobei es sich um eine hormonähnliche Substanz handelt. Dadurch werden Immunreaktionen die gesundheitsschädliche Folgen haben, wie chronische Erkrankungen, unterbunden. Diese beiden Inhaltsstoffe sind zudem auch verantwortlich für das Zellwachstum sowie die Zellbindung.

Die überlieferten Erfahrungen bestätigen sich

Schwarzkümmel ist seit Jahrtausenden bekannt und sein hoher Anteil an Gamma-Linol- und Linolsäuren sowie dem ätherischen Öl Nigellon, sollen mehr als

100 weitere Inhaltsstoffe für seine Wirkung verantwortlich sein.

Bereits im Alten und Neuen Testament wird der Samen des Schwarzkümmels als „Kümmel" erwähnt. Im 16. Jahrhundert bezeichneten die Botaniker den Schwarzen Kümmel als „Schwarzen Kümmel oder Koriander". Zu dieser Zeit wurde er gegen Geschwülste an der Milz, grauen Star, Hautleiden, Hühneraugen, Zahnschmerzen und Schnupfen beispielsweise eingesetzt. In seinen Schriften empfahl der Arzt Paracelsus (1493 – 1541 n. Chr.) ebenfalls den Einsatz von Schwarzkümmel.

In einer Pilot-Untersuchung, die an der Charité durchgeführt wurde, entdeckten die Forscher, dass sich der Fettstoffwechsel deutlich verbesserte bei den Allergiepatienten, die mit Schwarzkümmel Öl behandelt wurden. Die Triglyzeriden sind um durchschnittlich 25% abgesenkt währen der Behandlung. Diese Entdeckung ist auch für die Herz-Kreislauf-Gesundheit sowie für Fettverbrennung von großer Bedeutung. Mit dieser Entdeckung ist ein weiterer sehr wichtiger Mosaikstein im breiten Wirkungsspektrum des Schwarzkümmel (Öls) aufgedeckt worden.

Eigenschaften des Schwarzkümmelöls

Hunderte von wissenschaftlichen Studien wurden seit

1964 veröffentlicht, die sich in irgendeiner Art und Weise mit dem Schwarzkümmel befassen. Allerdings belegen alle in ihrer Gesamtheit eben genau das, was die vorderasiatischen und nordafrikanischen Kulturen bereits seit Jahrtausenden wissen, nämlich, dass es sich bei Schwarzkümmel um ein wahres Wundermittel handelt oder zumindest als ein sehr wirksames Allheilmittel. Seit bereits 2000 Jahren werden dem Schwarzkümmel positive Eigenschaften zugesprochen und all diese hat die Wissenschaft bisher auch nachgewiesen und bestätigt.

Schwarzkümmel wirkt:

- Entzündungshemmend

- Antiviral

- Antibakteriell

- Schmerzlindernd

- Blutdruck senkend

- Antioxidativ

- Entkrampfend

- Schützt die Leber

- Schützt die Nieren

- Hemmt den Tumor Nekrose-Faktor Alpha

- Gegen Geschwüre

Die vielseitigen Einsatzmöglichkeiten von Schwarzkümmelöl

Schwarzkümmel erwies sich als schmerzlindernd bei
den Patienten, die aufgrund einer akuten Pharyngitis
behandelt wurden. Außerdem kann das „Gewürz"
auch gegen Krankheiten vorbeugen, welche
ausbrechen würden, nach dem Kontakt mit chemischen Waffen. Auch opiumabhängige können mit
Schwarzkümmel behandelt werden und das über
einen langen Zeitraum, doch es lindert auch die
Symptome der allergischen Rhinitis, bekämpft Infek-
tionen und hilft bei der Behandlung von Typ-2-
Diabetes.

Doch das ist noch längst nicht alles, denn Schwarzkümmel gilt im Nahen Osten bereits eine lange Zeit
als wirksamstes Antikrebsmittel, welches von Mutter
Natur bereitgestellt wird. Untersuchungen haben
ergeben, dass das Wachstum und die Verbreitung von
Darmkrebszellen verhindert werden kann, wenn regelmäßig Schwarzkümmel oder Schwarzkümmelöl
eingenommen wird. Die Aktivitaet der Neutrophilen
Granulozyten wird durch den Schwarzkümmel an-
geregt, das fanden Forscher an dem Cancer Immuno-
Biology Laboratory in South Carolina heraus. Die Autoren der Studie beschreiben weiter, dass Schwarzkümmelöl grundsätzlich hilft bei der Stimulation der
Knochenmarktsproduktion sowie des Immunsystems.

Verwendung von Schwarzkümmelöl

Schwarzkümmel weist einen würzigen, leicht nussigen Geschmack auf und man kann es entweder gemahlen oder gekörnt nutzen. Beispielsweise kann es direkt über die Speisen gestreut werden oder das Schwarzkümmelöl wird zum Verfeinern von Salaten oder anderen Gerichten verwendet. Wird Schwarzkümmelpulver mit Wasser vermengt, dann ergibt das eine klebrig-schleimige Substanz, die ein wenig an die Mischung Wasser und Chia-Samen erinnert. Dieses Gel kann man entweder trinken, oder aber als Ei-Ersatz für gluten- und mehlfreie Backwaren verwenden.

Es ist empfehlenswert ca. eine Stunde vor dem Frühstück einen Teelöffel Schwarzkümmelöl zu sich zu nehmen zur Stärkung des Immunsystems. Damit der intensive Geschmack etwas abgemildert wird, kann dem Öl ein wenig Honig zugefügt oder mit einem frisch gepressten Saft zusammen gemixt werden.

Allerdings ist auch die Qualität des Schwarzkümmels entscheidend. Daher sollte man stets darauf achten, dass das Schwarzkümmelöl hochwertig ist und aus einem kontrollierten biologischen Anbau stammt.

Nachwort

Ich hoffe, dass ich Ihnen mit diesem Buch Ihre Sichtweise über Superfoods ein wenig erweitern konnte. Wichtig ist, dass das Thema „Superfood" für Sie nicht nur Theorie bleibt. Beginnen Sie heute an, einige Superfoods für Ihren persönlichen Beitrag: "Gesundheit" in irgendeiner Form anzuwenden und spüren sie in den nächsten Tagen (Wochen), wie ihr Körper auf diese Maßnahme reagiert.

Ich wünsche Ihnen alles Gute und vor allem viel Gesundheit…

Ihr
Michael Iatroudakis

Quellen:

http://de.wikipedia.org/wiki/Argan%C3%B6l

http://www.arganoel-seite.de/

http://www.focus.de/gesundheit/ernaehrung/gesun
dessen/tid-7886/gesunde-
ernaehrung_aid_137903.html

http://www.arganoel.info/

http://www.forschung-und-
wissen.de/medizin/forscher-bestaetigen-positive-
wirkung-von-arganoel-3572286/

http://www.xn--arganl-0xa.info/wirkung-von-
arganoel/

http://www.mmnews.de/index.php/i-news/15052-
baobab-neue-alte-heilkraft-aus-afrika-

http://heilfastenkur.de/pflanze-1758-
Affenbrotbaum.htm

http://www.vitalingo.com/news/baobab-
affenbrotbaum-30/

http://www.zentrum-der-gesundheit.de/chia-
samen.html

http://eatsmarter.de/ernaehrung/news/chia-samen

http://www.sachia.de/inhaltsstoffe/naehrwertangaben.htm

http://diepresse.com/home/leben/gesundheit/1295761/Chia_Die-Wunderpflanze-der-Azteken

http://www.fid-gesundheitswissen.de/pflanzenheilkunde/goji-beere/

http://gojibeereninfo.com/

http://www.zentrum-der-gesundheit.de/goji-beeren-ia.html

http://www.gojibeeren.net/goji-beeren/

http://www.goji-plantage.de/goji-beeren-inhaltsstoffe.html

http://www.apotheken-umschau.de/Granatapfel

http://www.zentrum-der-gesundheit.de/granatapfel-gegen-brustkrebs-ia.html

http://fddb.info/db/de/lebensmittel/naturprodukt_granatapfel_frisch/

http://www.granatapfel.eu/studien.html

http://www.zentrum-der-
gesundheit.de/kurkuma.html

http://www.apotheken-
umschau.de/Heilpflanzen/Kurkuma-Wie-gesund-ist-
das-Gewuerz-185877.html

http://www.heilpflanzen-welt.de/2006-01-Kurkuma-
Fast-ein-Wundermittel/

http://www.fidgesundheitswissen.de/pflanzenheilku
nde/gelbwurz/gelbwurz-allgemeines/

http://www.dr-feil.com/lebensmittel/kurkuma-
curcuma.html

http://www.zentrum-der-gesundheit.de/manuka-
honig-ia.html

http://www.experto.de/b2c/gesundheit/manuka-
honig-was-unterscheidet-ihn-von-anderem-
honig.html

http://www.manuka-honig.org/

http://www.experto.de/b2c/gesundheit/manuka-
honig-welche-heilkraefte-besitzt-er.html

http://www.newzealandhoneyshop.de/allgemeine-
anwendungsbereiche.html

http://www.livingathome.de/kueche/honig-
medizinische-wunderwaffe-41553.html

http://www.topfruechte.de/2007/11/01/perillaol-
pflanzliche-quelle-lebensnotwendiger-omega-3-
fettsauren/

http://www.erfinderprofi.de/journal/aktuelles/perill
aol-ein-newcomer-unter-den-pflanzlichen-olen

http://www.docjones.de/wirkstoffe/chinesische-
schwarznessel-perilla/perillaoel

http://www.bodfeld-
apotheke.de/service/meldungen/fruehling/allergie-
perilla-und-apotheke.html

http://heilfastenkur.de/pflanze-245-Schisandra.htm

http://www.schisandra-
info.com/wirkungen_von_schisandra.asp

http://www.schisandra-
info.com/studien_ueber_schisandra.asp

http://www.schwarzkuemmeloel.info/

http://www.zentrum-der-
gesundheit.de/schwarzkuemmeloel-ia.html

http://www.eurasischesmagazin.de/artikel/Schwarzk
uemmel-und-Schwarzkuemmeloel-Heilmittel-des-
Propheten/20060313

Bezugsquellen:

Allgemein:

www.amazon.de (Stichwort eingeben)

Argan-Öl:

www.tamanargan.de

Affenbrotbaum:

www.amazon.de (Stichwort: Baobab)

Chia Samen:

www.kraeuterhaus.de (Stichwort: Chia Samen)

Goji-Beeren:

www.amazon.de (Stichwort: Goji Beeren)

Granatapfel:

Supermarkt, Biomärkte

Kurkuma:

www.azafran.de (Stichwort: Kurkuma)

Manuka Honig:

www.manukaplace.de

Perillaöl:

www.amazon.de (Stichwort: Perillaöl)

Schisandra:

www.terraelements.de (Stichwort: Schisandra)

Schwarzkümmel Öl:

www.kraeuterhaus.de (Stichwort: Schwarzkümmel)

Über den Autor

Lizenzierter Fitnesstrainer und -Lehrer, zertifizierter MovNat-Trainer, Ausbildung zum Heilpraktiker, Ernährungsberater. Befasst sich seit über 15 Jahren mit alternativen Heilmethoden und Energiearbeit.

Bereits erschienen (Bücher / eBooks):

Die Matrix-Diät: „Abnehmen m. Körper, Geist & Seele"

Der Smoothie-Guide: ...ein unterhaltsamer Ratgeber

Xylit: „Das süße Wundermittel"

Der Paleo-Lifestyle: Steinzeitfitness im 21. Jahrhundert

Der Matcha Tee: Das grüne Wunder aus Japan

Das Kokosöl: Das Geheimnis äußerer Schönheit, stabiler Gesundheit und grenzenloser Energie

Die Steinzeit-Diät: In 28 Tagen zum Wohlfühlgewicht

Die Smoothie-Diät: Gesund und lecker abnehmen mit selbstgemachten Smoothies

Kolloidales Silber: Das natürliche Antibiotikum für Mensch, Tier und Pflanze

Moringa Baum: Mehr Gesundheit, mehr Energie und jünger aussehen mit dem Wunderbaum

Die Zistrose: Das Wunderkind unter den Heilpflanzen

Omega 3: Die wiederentdeckte Fettsäure gegen Herz-Kreislauferkrankungen…

4 SuperFoods: Matcha-Tee, Kokosöl, Moringa-Baum, Zistrose (Sammelband 1)

Vitamin D: Das Superhormon gegen Herz-Kreislauferkrankungen, Krebs, Depressionen, Grippe und mehr…

Projekt Diät: Artgerecht zum Wohlfühlgewicht / Sammeband

Wasser: Das Lebenselixier für Gesundheit, Vitalität und Wohlbefinden

Vitamin K: Das vergessene Vitamin

Der Vitamin D & K Faktor: Der Rundumschutz für chronische Erkrankungen

4 Super-Foods: Vitamin D, Wasser, Gerstengrassaft, Omega 3 (Sammelband 2)

Die Steinzeiternährung / Paleo 30: Das 30 Tage Programm für Anfänger

Krafttraining: Kraft ist die bessere Medizin / Krafttraining für Anfänger

Die Löffel-Liste: Dinge die Sie tun sollten bevor Sie ablöffeln

Therapie Sport: Die unterschätzte Heilkraft der Bewegung

Smoothie Guide Kompakt: Wie Eltern es schaffen, dass ihre Kinder Obst und Gemüse essen

Intermittierendes Fasten: Mehr Energie, mehr Gesundheit durch Kurzeit-Fasten

Der Detox-Plan: Gesundheit, Lebensenergie und jünger aussehen durch natürliche Entgiftung

Super Detox: Mehr Lebensenergie durch Fasten und Entgiftung (Sammelband)

Zucker: Die (süße) tödliche Verführung [Fettleibigkeit, ADHS, Herz-Kreislauferkrankungen…

Kokoswasser: Das Natürliche Elixier des Lebens (Anti-Aging, Entgiftung, Sport, Kokosnuss…

Die Kokosnuss: Die Wunderfrucht aus den Tropen (Sammleband)

Weitere Neuerscheinungen siehe unter:

www.my-kindle-ebooks.de

Homepage:

www.smoothie-guide.de

www.xylit-xylitol.com

www.der-paleo-lifestyle.de

Ich gebe Ihnen eine Garantie

Mir ist es sehr wichtig, dass Sie aus diesem Buch den größtmöglichen Nutzen ziehen. Sollten Sie dennoch enttäuscht sein und Sie keinerlei Nutzen verzeichnen könnten, dann schreiben Sie mir eine E-Mail und ich erstatte Ihnen ohne Wenn und Aber den Kaufpreis zurück.

In dieser Hinsicht vertraue ich Ihnen als ehrlichem Menschen.

Bitte um ein Feedback

Eine persönliche Bitte:

Sollte irgendetwas in diesem eBook / Buch nicht stimmen.

Sollte eine Behauptung nicht richtig sein.

Haben Sie einen Abschnitt/ein Kapitel nicht verstanden?

Haben Sie sich über einen Satz/einen Abschnitt aufgeregt?

Habe ich Sie in irgendeinem Satz beleidigt?

Habe ich irgendwo undeutliche Formulierungen benutzt?

Und ergänzend alles andere…

Dann nehmen Sie mit mir Kontakt auf:

info@my-kindle-ebooks.de

Dieser Weg ist mir lieber, als wenn der Leser dieses eBook / Buch mit negativen Gefühlen beschließt.

Berichten Sie mir Ihre persönlichen Erfahrungen mit Superfoods, ich würde mich über Ihr Feedback freuen…

Rechtliches

Der Autor übernimmt keine juristische Verantwortung und keinerlei Haftung für Schäden, die aus der Benutzung dieses E-Books / Buch entstehen. Außerdem ist der Autor nicht verpflichtet, Folge- oder mittelbare Schäden zu ersetzen. Gewerbliche Kennzeichen- und Schutzrechte bleiben von diesem Titel unberührt.

Das Werk ist einschließlich aller Teile urheberrechtlich geschützt. Das vorliegende Werk dient nur dem privaten Gebrauch. Alle Rechte, auch die der Übersetzung, des Nachdrucks und der Vervielfältigung dieses Titels oder von Teilen daraus, verbleiben beim Autor.

Ohne die schriftliche Einwilligung des Autors darf kein Teil dieses Dokumentes in irgendeiner Form oder auf irgendeine elektronische oder mechanische Weise für irgendeinen Zweck vervielfältigt werden.

Haftungsausschluss/Disclaimer

Der Besuch unserer Seiten kann nicht den Arzt ersetzen. Suchen Sie bei unklaren oder heftigen Beschwerden unbedingt einen Arzt auf! Die Informationen auf unseren Seiten sind vom Autor und Verlag sorgfältig recherchiert und zusammengestellt worden.

Dennoch kann keine Garantie übernommen werden. Die hier dargestellten Informationen dienen nicht Diagnosezwecken oder als Therapieempfehlung. Eine Haftung des Autors und Verlages für Personen-, Sach- und Vermögensschäden durch die Gesundheitstipps und Rezepte auf unseren Seiten wird ausgeschlossen.

Herausgeber:

Michael Iatroudakis
Drewitzer Str. 1
14478 Potsdam
Tel. 0160-12 444 15
Email: info@my-kindle-ebooks.de